中国中药资源大典
——中药材系列

中药材生产加工适宜技术丛书
中药材产业扶贫计划

北沙参生产加工适宜技术

总 主 编　黄璐琦

主　　编　王晓琴　李旻辉

副 主 编　于　娟　郑玉光

U0207036

中国医药科技出版社

内 容 提 要

《中药材生产加工适宜技术丛书》以全国第四次中药资源普查工作为抓手，系统整理我国中药材栽培加工的传统及特色技术，旨在科学指导、普及中药材种植及产地加工，规范中药材种植产业。本书为北沙参生产加工适宜技术，包括：概述、北沙参药用资源、北沙参栽培技术、北沙参特色适宜技术、北沙参药材质量评价、北沙参现代研究与应用等内容。本书适合中药种植户及中药材生产加工企业参考使用。

图书在版编目（CIP）数据

北沙参生产加工适宜技术 / 王晓琴，李旻辉主编. —北京：中国医药科技出版社，2017.11

（中国中药资源大典. 中药材系列. 中药材生产加工适宜技术丛书）

ISBN 978-7-5067-9522-7

Ⅰ . ①北…　Ⅱ . ①王… ②李…　Ⅲ . ①北沙参—中药加工　Ⅳ . ① R282.71

中国版本图书馆 CIP 数据核字（2017）第 201399 号

美术编辑　陈君杞

版式设计　锋尚设计

出版　中国医药科技出版社

地址　北京市海淀区文慧园北路甲 22 号

邮编　100082

电话　发行：010-62227427　邮购：010-62236938

网址　www.cmstp.com

规格　710×1000mm　$^1/_{16}$

印张　7

字数　65 千字

版次　2017 年 11 月第 1 版

印次　2017 年 11 月第 1 次印刷

印刷　北京盛通印刷股份有限公司

经销　全国各地新华书店

书号　ISBN 978-7-5067-9522-7

定价　21.00 元

中药材生产加工适宜技术丛书
—— 编委会 ——

总 主 编 黄璐琦

副 主 编 （按姓氏笔画排序）

王晓琴　王惠珍　韦荣昌　韦树根　左应梅　叩根来

白吉庆　吕惠珍　朱田田　乔永刚　刘根喜　闫敬来

江维克　李石清　李青苗　李旻辉　李晓琳　杨 野

杨天梅　杨太新　杨绍兵　杨美权　杨维泽　肖承鸿

吴 萍　张 美　张 强　张水寒　张亚玉　张金渝

张春红　张春椿　陈乃富　陈铁柱　陈清平　陈随清

范世明　范慧艳　周 涛　郑玉光　赵云生　赵军宁

胡 平　胡本详　俞 冰　袁 强　晋 玲　贾守宁

夏燕莉　郭兰萍　郭俊霞　葛淑俊　温春秀　谢晓亮

蔡子平　滕训辉　瞿显友

编 委 （按姓氏笔画排序）

王利丽　付金娥　刘大会　刘灵娣　刘峰华　刘爱朋

许 亮　严 辉　苏秀红　杜 弢　李 锋　李万明

李军茹　李效贤　李隆云　杨 光　杨晶凡　汪 娟

张 娜　张 婷　张小波　张水利　张顺捷　陈清平

林树坤　周先建　赵 峰　胡忠庆　钟 灿　黄雪彦

彭 励　韩邦兴　程 蒙　谢 景　谢小龙　雷振宏

学术秘书 程 蒙

序

我国是最早开始药用植物人工栽培的国家，中药材使用栽培历史悠久。目前，中药材生产技术较为成熟的品种有200余种。我国劳动人民在长期实践中积累了丰富的中药种植管理经验,形成了一系列实用、有特色的栽培加工方法。这些源于民间、简单实用的中药材生产加工适宜技术，被药农广泛接受。这些技术多为实践中的有效经验，经过长期实践，兼具经济性和可操作性，也带有鲜明的地方特色，是中药资源发展的宝贵财富和有力支撑。

基层中药材生产加工适宜技术也存在技术水平、操作规范、生产效果参差不齐问题，研究基础也较薄弱；受限于信息渠道相对闭塞，技术交流和推广不广泛，效率和效益也不很高。这些问题导致许多中药材生产加工技术只在较小范围内使用，不利于价值发挥，也不利于技术提升。因此，中药材生产加工适宜技术的收集、汇总工作显得更加重要，并且需要搭建沟通、传播平台，引入科研力量，结合现代科学技术手段，开展适宜技术研究论证与开发升级，在此基础上进行推广，使其优势技术得到充分的发挥与应用。

《中药材生产加工适宜技术》系列丛书正是在这样的背景下组织编撰的。该书以我院中药资源中心专家为主体，他们以中药资源动态监测信息和技术服务体系的工作为基础，编写整理了百余种常用大宗中药材的生产加工适宜技术。全书从中药材

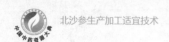

的种植、采收、加工等方面进行介绍，指导中药材生产，旨在促进中药资源的可持

续发展，提高中药资源利用效率，保护生物多样性和生态环境，推进生态文明建设。

丛书的出版有利于促进中药种植技术的提升，对改善中药材的生产方式，促进

中药资源产业发展，促进中药材规范化种植，提升中药材质量具有指导意义。本书

适合中药栽培专业学生及基层药农阅读，也希望编写组广泛听取吸纳药农宝贵经验，

不断丰富技术内容。

书将付梓，先睹为悦，谨以上言，以斯充序。

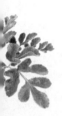

中国中医科学院 院长

中 国 工 程 院 院士 张伯礼

丁酉秋于东直门

总 前 言

中药材是中医药事业传承和发展的物质基础，是关系国计民生的战略性资源。中药材保护和发展得到了党中央、国务院的高度重视，一系列促进中药材发展的法律规划的颁布，如《中华人民共和国中医药法》的颁布，为野生资源保护和中药材规范化种植养殖提供了法律依据；《中医药发展战略规划纲要（2016—2030年）》提出推进"中药材规范化种植养殖"战略布局；《中药材保护和发展规划（2015—2020年）》对我国中药材资源保护和中药材产业发展进行了全面部署。

中药材生产和加工是中药产业发展的"第一关"，对保证中药供给和质量安全起着最为关键的作用。影响中药材质量的问题也最为复杂，存在种源、环境因子、种植技术、加工工艺等多个环节影响，是我国中医药管理的重点和难点。多数中药材规模化种植历史不超过30年，所积累的生产经验和研究资料严重不足。中药材科学种植还需要大量的研究和长期的实践。

中药材质量上存在特殊性，不能单纯考虑产量问题，不能简单复制农业经验。中药材生产必须强调道地药材，需要优良的品种遗传，特定的生态环境条件和适宜的栽培加工技术。为了推动中药材生产现代化，我与我的团队承担了农业部现代农业产业技术体系"中药材产业技术体系"建设任务。结合国家中医药管理局建立的全国中药资源动态监测体系，致力于收集、整理中药材生产加工适宜技术。这些适宜技术限于信息沟通渠道闭塞，并未能得到很好的推广和应用。

本丛书在第四次全国中药资源普查试点工作的基础下，历时三年，从药用资源分布、栽培技术、特色适宜技术、药材质量、现代应用与研究五个方面系统收集、整理了近百个品种全国范围内二十年来的生产加工适宜技术。这些适宜技术多源于基层，简单实用、被老百姓广泛接受，且经过长期实践、能够充分利用土地或其他资源。一些适宜技术尤其适用于经济欠发达的偏远地区和生态脆弱区的中药材栽培，这些地方农民收入来源较少，适宜技术推广有助于该地区实现精准扶贫。一些适宜技术提供了中药材生产的机械化解决方案，或者解决珍稀濒危资源繁育问题，为中药资源绿色可持续发展提供技术支持。

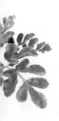

本套丛书以品种分册，参与编写的作者均为第四次全国中药资源普查中各省中药原料质量监测和技术服务中心的主任或一线专家、具有丰富种植经验的中药农业专家。在编写过程中，专家们查阅大量文献资料结合普查及自身经验，几经会议讨论，数易其稿。书稿完成后，我们又组织药用植物专家、农学家对书中所涉及植物分类检索表、农业病虫害及用药等内容进行审核确定，最终形成《中药材生产加工适宜技术》系列丛书。

在此，感谢各承担单位和审稿专家严谨、认真的工作，使得本套丛书最终付梓。希望本套丛书的出版，能对正在进行中药农业生产的地区及从业人员，有一些切实的参考价值；对规范和建立统一的中药材种植、采收、加工及检验的质量标准有一点实际的推动。

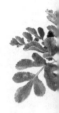

2017年11月24日

前　言

我国拥有丰富的中药资源，据不完全统计，全国药材种植面积超过5000万亩，中药材生产基地600多个，常年栽培的药材达200余种。这些丰富的中药资源为我国中药产业的规模化发展提供了基础的资源保障。2016年2月，国务院印发《中医药发展战略规划纲要（2016—2030年）》，明确提出要全面提升中药产业发展水平，加强中药资源保护利用，推进中药材规范化种植养殖。随着人们健康理念的提升，中医药会迎来一个加速发展期。

从20世纪80年代开始，我国中药材种植开始向基地培育模式发展，得到了国家政策的大力支持，中药材规范化生产逐渐为社会各界所认同。中药材种植的规范化及基地建设，将进一步推动中药材品质和供应的稳定性，降低行业经营风险。

北沙参属临床常用中药，其药用需求主要依靠人工栽培来满足。《中华人民共和国药典》2015年版（一部）载：北沙参为伞形科植物珊瑚菜*Glehnia littoralis Fr.Schmidtex Miq*的干燥根。北沙参属补阴药，具有养阴清肺、益胃生津的功能。用于治疗肺热燥咳，劳嗽痰血，胃阴不足，热病津伤，咽干口渴等症。近年来，北沙参在食品领域也有广泛的需求。北沙参种植区域不断扩大，从山东传统产区莱阳等沿海县市发展到了河北安国、内蒙古赤峰等地区，已形成规模化、产业化的生产格局。现今内陆省份安徽、河南、山西、吉林，沿海的江苏、浙江、福建、台湾、广

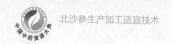

东等省均有不同面积的栽培生产。

全书共分6个章节，从植物学形态、生长习性、生长环境、药材使用部位、功效、采收加工、包装储运、质量评价、种植耗材、常规选地播种、繁殖方法、田间管理、病虫害防治、留种技术、产地加工及储藏和运输、药用价值与经济价值等方面详尽地介绍了北沙参生产加工适宜技术。作者在编写本书过程中，搜集了国内外有关北沙参药材规范化种植研究方面的最新研究成果，同时参考了近年出版和发行的大量国内外有关专业文献资料，在此对相关作者表示最诚挚的谢意！

本书作为北沙参绿色种植与加工的专业科学普及丛书，旨在通过对中药材（尤其是道地药材）种植规范及采收加工技术的总结整理，推动中药材规范化种植，促进中药资源与精准扶贫融合，保护中药资源可持续发展。本书可供有关中药材生产经营、中药资源开发利用的专业技术人员参考。

本书第一章到第三章，第五章、第六章由主编单位内蒙古医科大学王晓琴和于娟完成，第四章由河北中医学院郑玉光、王乾、郑开颜和河北安国科技局叩根来共同完成。书籍全部内容由主编统一审改，定稿。书籍所涉及的北沙参种植环节等图片均由内蒙古自治区中医药研究所李旻辉、李彩峰、毕雅琼等学者提供，在此一并致以谢意。

由于编写者水平有限，时间也十分仓促，故缺点和错误在所难免，希望广大读者提出宝贵的意见，以便今后修订。

编者

2017年4月

目　录

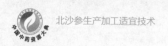

第**1**章

概　述

北沙参为伞形科植物珊瑚菜*Glehnia littoralis* Fr.Schmidtex Miq的干燥根。味甘、微苦，性微寒。归肺、胃经。属补阴药，具养阴清肺、益胃生津的功能。用于肺热燥咳，劳嗽痰血，胃阴不足，热病伤津，咽干口渴等症。现代药理研究表明北沙参具有抗肿瘤、抗氧化、镇痛、镇静、抗菌及免疫抑制等多方面活性。

北沙参的适应性较强，可在各种环境条件下生长发育，近年来，北沙参种植区域不断扩大，从山东传统产区莱阳、牟平、文登、日照等沿海县市发展到了河北安国、内蒙古赤峰等地区，已形成规模化、产业化的生产格局。山东莱阳为北沙参主产地，在20世纪80年代产量最大，年产量达400吨，行销全国及东南亚和日本，每年出口量为50～70吨，药材产量与质量均属上乘，是山东省中药出口创汇的主要品种之一。内蒙古赤峰牛家营子北沙参为中国地理标志产品，产量占全国的20%以上，所产北沙参色泽纯正、形状条长无分支，外皮细嫩，品味及有效成分含量高、商品性好，质量为全国上乘，主要销往广州、浙江等地药用。在国际市场上，北沙参主要销往新加坡、日本、韩国，还远销美国、澳大利亚；在国际市场和国内市场占有较大市场份额。河北安国产北沙参，颜色浅黄，形状粗短，主要销往国内各地药用。

北沙参的根及幼嫩的茎叶均可食用，北沙参还大量用于保健食品和膳食调料；在日本、美国及东南亚地区备受青睐，是一种创汇农产品。由于人们对北沙参食疗保健价值的认识的不断深化，近年的销量呈逐年上升的趋势，成为一个药食两用的大宗品种，年需求量在5000吨以上。特别是近年来人民生活水平的提高，北沙参已作为大众保健食品走入寻常百姓家，用量倍增。

第2章

北沙参药用资源

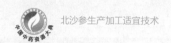

一、形态特质及分类检索

1. 北沙参的植物学形态

北沙参原植物为伞形科珊瑚菜属植物珊瑚菜（*Glehnia littoralis* Fr. Schmidt ex Miq.）。多年生草本，全株被白色柔毛。直根系，主根和侧根区分十分明显，主根细长，圆柱形或纺锤形，长20～70cm，直径0.5～1.5cm，表面黄白色，须根细小。茎草质，露于地面部分较短，不分枝，高10～20cm，地下部分伸长。叶多数基生，厚质，有长柄，叶柄长5～15cm；叶片轮廓呈圆卵形至长圆状卵形，三出式羽分裂至三出式二回羽状分裂，末回裂片倒卵形至卵圆形，长1～6cm，宽0.8～3.5cm，顶端圆形至尖锐，基部楔形至截形，边缘有缺刻状锯齿，齿边缘为白色软骨质；叶柄和叶脉上有细微硬毛；茎生叶与基生叶相似，叶柄基部逐渐膨大成鞘状，有时茎生叶退化成鞘状。复伞形花序，顶生，密生浓密的长柔毛，径3～6cm，花序梗有时分枝，长2～6cm；伞辐8～16cm，不等长，长1～3cm；无总苞片；小总苞数片，线状披针形，边缘及背部密被柔毛；每个伞形花序有小花，15～20朵，花白色；萼齿5，卵状披针形，长0.5～1mm，被柔毛；花瓣白色或带堇色；花柱基短圆锥形。果实近圆球形或倒广卵形，长6～13mm，宽6～10mm，密被长柔毛及绒毛，果棱木栓化，翅状；5棱，有棕色刺状软毛。油管多数，紧贴种子周围。种子细小，呈扁圆状，千粒重约24.5g，种皮黄褐色有毛，种脐绿白色。花果期6～8月[1]。

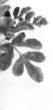

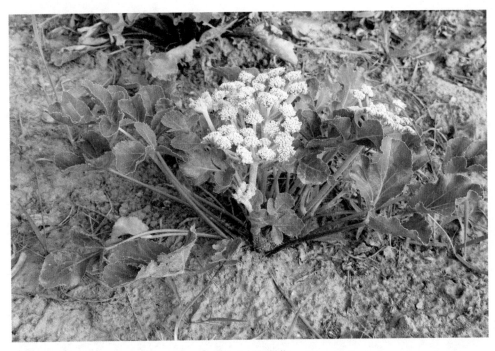

图2-1　珊瑚菜

2. 北沙参的演化地位及分类检索

按照Drude分类系统，伞形科分为天胡荽亚科（Hydrocotyloideae）、变豆菜亚科（Saniculoideae）和芹亚科（Apioideae）3个亚科。珊瑚菜属属于伞形科芹亚科前胡族当归亚族，当归亚族中共有8个属，分别为当归属（*Angelica* L.）、古当归属（*Archangelica* Hoffm.）、柳叶芹属（*Czernaevia* Turcz.）、山芹属（*Ostericum* Hoffm.）、高山芹属（*Coelopleurum* Ledeb.）、山芎属（*Conioselinum* Fisch.ex Hoffm.）、欧当归属（*Levisticum* Hill.，栽培）和珊瑚菜属（*Glehnia* Fr. Schmidt ex Miq.）。珊瑚菜为珊瑚菜属的单种属植物，是当归亚族中唯一生长在海边沙地的植物，在伞形科中有着独特的生态类型以及重要的起源与演化地位。

伞形科芹亚科植物有6种类型花粉粒，即：近菱形、近圆形、椭圆形、超长方形、近长方形和赤道收缩形。珊瑚菜的花粉形状为赤道收缩形，而且其叶片革质，果棱具木栓翅，据此分析，它是该亚族中进化程度最高的类群，它与该亚族中其他属亲缘关系最远，分类地位非常孤立[2]。

珊瑚菜属及其近缘属分类检索表

1 果实扁圆形；分生果的胚乳腹面凹陷，横剖面呈五角形，背部稍扁压；果棱全部有翅，木栓质，边沿有柔毛；油管多数（珊瑚菜属 Glehnia Fr. Schmidt ex Miq.）··················

···珊瑚菜 *Glehnia littoralis* Fr. Schmidt ex Miq.

1 果实椭圆形长圆形或卵形；分生果的胚乳腹面平直（古当归属 Archangelica Hoffm. 内有时凹陷），横剖面广半圆形，背部稍扁压，背棱有翅或无翅，翅薄质；油管1至多数。

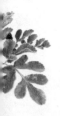

2 叶片二至三回羽状分裂，具长管状膨大的叶鞘；分生果腹面宽阔，背部3条棱有翅，为侧棱宽度的1/2倍左右，主棱无维管束 ······ 山芎属 Conioselinum Fisch. ex Hoffm.

2 叶片齿状3裂、多回羽状深裂或羽状分裂；分生果腹面很狭窄，仅局限于种脐附近，侧翅分离几近分生果的中部，背部3棱无翅或有细微尖锐的翅，较侧棱细微得多（*Levisticum* Koch），果棱全部有显著的维管束，背棱的维管束位于棱的中央，侧棱的维管束靠近横剖面的基部。

3 花瓣白色、绿色或红色，很少黄绿色，基部明显狭窄，顶端有内折的窄小舌片；

果实的侧翅薄，较大程度地分离；总苞片缺乏或单一；叶末回裂片宽，有均匀的圆齿，也有时裂片狭窄而全缘。

4　伞形花序圆球形，外缘伞辐常常反折；萼齿短或不明显；花柱基平垫状；油管多数。

　5　背棱突起，稍有翅，侧棱的翅宽于背棱2倍；油管多数，与种子紧贴；胚乳腹面凹陷或平直 ················· **古当归属 Archangelica Hoffm.**

　5　背棱和侧棱均有翅，近相等；棱槽内油管1～2，合生面油管2～4（～6），胚乳腹面凹陷 ················· **高山芹属 Coelopleurum Ledeb.**

4　伞形花序半圆球形，外缘伞辐逐渐向上逆转；萼齿明显；花柱基短圆锥形或平垫状。

　6　伞形花序外缘花的花瓣比内侧花的花瓣显著增大，通常分生果棱槽中有油管3～5，合生面油管4～10 ·············**柳叶芹属 Czernaevia Turcz.**

　6　伞形花序外缘花和内侧花的花瓣近等大；通常分生果棱槽中油管单生，合生面油管较多。

　7　萼齿不显著或细小 ················· **当归属 Angelica L.**

　7　萼齿大 ················· **山芹属 Ostericum Hoffm.**

3　花瓣淡黄色，椭圆状，两端稍狭窄而圆钝，上部与下部均内卷，有明显的中脉；果实的侧翅稍分离，较厚，从横剖面显示，侧翅比尖锐的背棱宽2倍；总苞片多数；叶末回裂片楔形，顶端齿状分裂 ·············**欧当归属 Levisticum Hill**

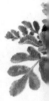

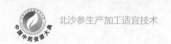

3. 北沙参根的结构发育[3]

北沙参根的初生构造包括表皮层、皮层和维管柱3部分。表皮层为单层细胞，细胞体积较小，为圆形、椭圆形或方形，排列整齐、紧密，外有较薄的角质层覆盖。皮层由5～7层薄壁细胞组成，细胞为圆形、多边形等，可分为一般的皮层薄壁细胞和内皮层。皮层细胞体积较大，但大小不均一。有的皮层细胞解体而形成大小不等的裂隙。维管柱是根初生构造的主要部分，可分为初生木质部和初生韧皮部。初生木质部为二原型，由原生木质部和后生木质部组成。木质部由导管和木薄壁细胞组成，导管口径很小。初生韧皮部为2个，与初生木质部相间排列，由筛管、伴胞和韧皮薄壁细胞组成。木质部和韧皮部之间有少量的薄壁细胞存在。在根的初生生长完成后，在木质部和韧皮部之间的少量薄壁细胞首先恢复分生能力，形成形成层片段，接着形成层片段逐渐向两侧扩展，在围绕木质部的薄壁细胞中产生，然后在原生木质部脊外的中柱鞘细胞也恢复分生能力，最后形成一个椭圆形的形成层环。形成层环形成后，便开始次生生长。在初生木质部和初生韧皮部之间的形成层先开始分裂，向内形成次生木质部，向外形成次生韧皮部，逐渐地形成层环由椭圆形变为圆形。形成层细胞排列整齐、紧密，呈方形。新形成的次生木质部附加在初生木质部的两侧，使整个木质部呈近圆形，新形成的次生韧皮部叠加在初生韧皮部的内方。形成层细胞继续分裂、分化，向内形成次生木质部导管、木薄壁细胞等，向外在初生韧皮部的内方形成次生韧皮部的筛管、伴胞和韧皮薄壁细胞，在2个初生韧皮部之间，分化形成大量的、排列疏松的薄壁细胞，细胞内储存大量的淀粉粒。此时的形

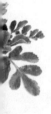

成层分裂活动并不形成木射线和韧皮射线，但以后形成层细胞继续分裂、分化，向内产生导管、木薄壁细胞和木射线等，向外不只是在与初生韧皮部相对的地方产生次生韧皮部，对着二初生韧皮部之间的形成层细胞也分裂产生次生韧皮部，形成筛管、伴胞和大量的韧皮薄壁细胞和韧皮射线。维管形成层开始分裂活动，便在形成的大量薄壁细胞组织内和韧皮部内产生少量的分泌道，分泌道口径小，一般由2～4个体积较小、形状扁平的细胞组成。随着维管形成层的不断分裂活动和根径的加粗，初生木质部和早期形成的次生木质部逐渐解体而形成较大的不规则裂隙，或部分空间被木射线和木薄壁细胞所侵占，与此同时，在初生韧皮部和形成层早期活动形成的次生韧皮部和大量的韧皮薄壁细胞内也产生许多大小不等的不规则裂隙。木栓形成层发生比较早，发生在中柱鞘细胞中，中柱鞘细胞恢复分裂能力形成一圈木栓形成层，向内分裂形成栓内层，向外形成木栓层，此时木栓层和外面尚未解体的皮层细胞共同承担对根的保护作用。随着皮层细胞的完全解体脱落，由木栓形成层形成的周皮对根起到保护作用。

4. 遗传特性

葛传吉[4]等人首先对珊瑚菜的体细胞染色体数目进行了计数，此后，褚晓芳[5]等人又对其根尖体细胞染色体的组型进行了研究，发现其核型公式2n=22=18M+4Sm（2Sat），核型不对称性属于2A型。本种染色体中大部分为中部着丝点染色体，演化对称性较高，缺乏端部着丝点染色体和近端部着线点染色体和近端部着线点染色体，最长与最短染色体的比值为1.33，平均臂比为1.44，按照现代伞形科分类系统，当归亚族中有8个属，珊瑚菜的染色体数与其他7个属大部分相同，但无论是染色体长度比，还是平均臂比，都比其他属的演化程度低，因此，珊瑚菜的核型演化地位不高，在当归亚族中相对最原始。

惠红[6]等人利用聚丙烯酰胺凝胶电泳方法，分析了我国沿海中部（江苏、山东和浙江）海滨沙滩珊瑚菜7个居群8种酶系统19个位点的等位基因遗传变异特征，结果表明居群内多态位点比率平均为82.4%，每一位点平均等位基因数为2.77，有效等位基因数为2.24，固定指数F的平均值为-0.091。珊瑚菜居群基因多样性，80.9%产生于居群内，19.1%产生于居群间。居群间的遗传平均距离为0.317，遗传一致性为0.728，居群内维持着较高水平的遗传多样性。种内不同居群的遗传多样性分析，将有助于了解珊瑚菜不同产地居群药材的遗传结构，为北沙参药材的培植、选育和收购提供理论依据。

5. 生殖特性

谭翠英[7]等人分别采用常规石蜡制片法和S-800型电镜扫描法对珊瑚菜小孢子的发生和雄配子体的形成以及成熟花粉进行了研究，发现小孢子的发生和雄配子体的形成可以分为以下6个时期：①孢原细胞时期；②造孢细胞时期；③小孢子母细胞时期；④单核小孢子时期；⑤二核小孢子时期；⑥三核小孢子时期（成熟花粉时期）。孢原细胞多个，小孢子母细胞减数分裂是同时型。成熟花粉粒具3孔沟，赤道面观为长椭圆形，极面观为三角形，花粉粒表面具有脑纹状雕纹和网状雕纹。

二、生物学特性

北沙参的生命周期历经2年时间，存在着生长与结实、地上部与地下部、整体与部分间、植株本身与外部自然环境等矛盾，在诸多矛盾中，营养生长与生殖生长的矛盾，是北沙参植株一生中的基本矛盾。营养生长是生殖生长的基础，只有北沙参根、茎、叶的生长，才能有开花、结果、产籽。但是，营养生长与生殖生长，均受外界环境条件的影响，生产实践中我们可以通过改变外界环境条件，促使植株向有益方向生长。例如：北沙参栽培第一年，是以生产优质地下根茎为最终目的。在栽培管理方面所采取的一切措施，都应围绕提高北沙参地下根部产量和质量为中心。根据对北沙参生命周期生长发育状况的观察，从便于栽培管理等方面考虑，对其整个一生可划分为幼苗期、根茎生长期、越冬休眠期、返青期、开花结果期、种子成熟期六个生育时期。每个时期内，都有着不同的生育特点及要求条件。[8]

1. 幼苗期

从北沙参种子萌发、出苗至生长5片叶片期为幼苗期，需经历30天左右。因种子细小，发芽拱土能力相对较弱，种子萌发后出苗不久种子内存养分耗尽，幼苗就要靠细弱的根从土壤中吸收水分和矿质养料，来供给生长发育需要，并依靠幼小的苗叶，进行光合作用，制造有机物质。北沙参种子萌发需要适宜的温度、水分、氧气和基本的土壤环境条件。气温以18～22℃为宜，最高不能超过30℃，最低不能低于10℃，土壤含水量60%左右，同时，苗期要求较深厚的、疏松的土壤环境。

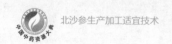

2. 根茎生长期

此期需经90～100天。当幼苗地上部长到5片叶片时，地下根开始伸长，迅速下扎，进入根茎生长期。当主根明显，并在主根上生长出多条须根时，北沙参进入地下和地上旺盛生长时期。此期持续时间较长，要求较适宜的生长环境条件，充足的养分和水分，以促使根生长。此为田间管理主攻目标。此期如遇耕层土壤板结，没有很好整地和深翻，易形成畸形根（扭曲、皱纹、破裂等）或分支根（分杈、短缩、毛根多）等。盐碱涝洼地，根腐病、锈病经常发生，药材质量差。养分不足，根系细弱，叶色浅淡，产量降低。

3. 越冬休眠期

9月初至次年3月为越冬休眠期。越冬前根系深扎达到最大值，根内贮藏大量干物质，地上部茎叶全部枯黄脱落，进入越冬休眠期。此期持续时间长达150～180天。因此越冬前应保持土壤有充足的水分，做好田间管护工作，为来年春季返青积累充足的营养物质。

4. 返青期

北沙参翌春4月下旬左右芽茎开始萌动，逐渐露青进入返青期。一般需20～30天时间，植株进入莲座抽茎阶段。此期需要充足的养分和水分，在气温15～20℃时约25天青垄，满足返青期植株生长发育对养分、水分、温度等条件的需要，预防病虫害，保护植株形成健壮植株，提高种子产量，是管理的关键。

5. 开花结果期

于5月底至7月初植株生长旺盛，进入开花结果期，需要持续40～60天时间。

此期是植株营养生长和生殖生长并进期，是外界环境光照、温度、水分最充足时期，利于植株生长和发育。但高温、多湿的气候条件不利于北沙参植株开花结果，易遭受多种病害（锈病、根腐病等）。田间管理

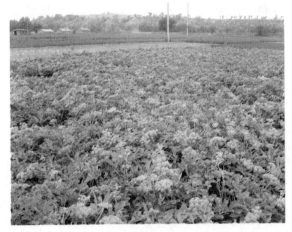

图2-2 北沙参开花结果期

时注意土壤疏松，通风透光，排涝除湿。

6. 种子成熟期

7月至8月进入种子成熟期。此期需要充足的太阳光照和营养条件；遇雨水偏多年份，易引起种穗霉烂；较干旱授粉不良，秕粒增多。

9月开始进入下一休眠期。多年生的植株在炎热夏季有短期休眠特性，地上部枯黄，末伏后重新长出新枝叶。

种子具种胚后熟的低温休眠特性。一般在5℃以下，约需4个月才能完成种胚后熟，打破休眠。北沙参种子寿命短，隔年种子发芽率显著下降，3年后几乎丧失发芽能力。种子萌发适宜条件为气温18～25℃，土壤湿润，含水量60%左右。

三、地理分布

北沙参原植物珊瑚菜，喜向阳与温暖湿润环境，抗严寒、耐干旱、耐盐碱。

分布于北太平洋沿岸、美洲东西海岸、俄罗斯、日本、朝鲜也有分布。我国主要分布在东部沿海的广东、海南、台湾、福建、浙江、江苏、山东、河北及辽宁等地。野生状态下，该种多生长在高潮线一带的海滨沙滩和沙堤上，其生境极其狭窄和特殊。

山东是莱阳沙参的主要产地，药材质量及产量均属上乘，主要分布于莱阳、莱州、招远、龙口、蓬莱、牟平、日照等沿海沙滩地带。近年来，不仅在沿海地区有大面积栽培，许多内陆地区也有广泛引种。其中，莱阳市高格庄镇胡城村和穴坊镇西富山村，因拥有大片土层深厚的淤性砂质土壤，自然条件得天独厚，所产沙参最为著名，习称莱胡参等，其根条细长、色白质坚、质地细密、粉性足，产品畅销国内外。除栽培的以外，野生北沙参在山东的分布也很广泛，胶东半岛沿海地区皆有分布，主要分布在海滨沙滩上，而泥石崖几无分布。据调查，现山东莱阳仅有少量种植北沙参，栽培北沙参主要产于河北安国和内蒙古赤峰牛营子。

四、生态适宜分布区域与适宜种植区域

北沙参产于山东、河北、内蒙古、辽宁等省区，以山东莱阳为道地产地。莱阳市境内五龙河流域土质较为特别，为淤性砂质土壤，特点是"似土较土松，似砂较砂细"，而且土层深厚，非常适合北沙参生长，以该地高格庄乡的胡城村和穴坊镇的西富山两个村所产北沙参最为出名，根条细长、色白坚实、质地细密、粉性足，是北沙参中的珍品，堪称北沙参的代表，驰名海内外。

北沙参的生产基地应选择大气、水质、土壤无污染的地区，生产基地周围2公里内不得有"三废"及厂矿、垃圾场等污染源。

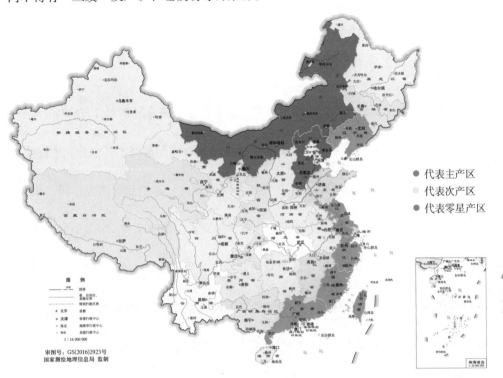

图2-3　北沙参种植省区图

1. 光照

北沙参是喜光植物，光照强弱和日照长短直接影响光合作用，也影响北沙参生长和发育。光照强，叶片光滑，色泽浓绿而厚，因此有利于北沙参产量和质量的提高。

2. 温度

北沙参一生中对温度的要求，因各生长发育阶段的不同而异。在休眠期要求低温，生长期需要高温，越冬期耐寒能力很强，在赤峰北部的林西县新林镇种植，在−38℃的低温条件下能安全越冬。北方春季播种一般在4月上中旬，当月平均气温

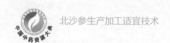

稳定在8℃时开始播种，需要15～20天出苗。苗期生长适宜温度为18～22℃，最高温度为28～30℃，最低10～12℃。高温和低温均不利于北沙参植株的生长和发育。生产中采取促控相结合的管理措施，促进根茎生长，利于提高产量。

3. 水分

水分是北沙参植物组织的重要组成部分，在北沙参植株鲜根中含有60%的水分。北沙参从种子萌发至生长发育到枯萎的整个生长发育周期都离不开水分，水促使种子萌发、生根、长根茎叶等，在北沙参植物体的新陈代谢中起着重要作用。因此，栽培北沙参必须有充足的水源条件保证。遇干旱缺水年份或季节，要及时补充水分。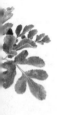生产实践观察发现，在干旱缺水地块栽培北沙参，生长发育不良，植株矮小，根皮厚，皱褶多，产量低，质量差。在盐碱地或易涝低洼地栽培北沙参，不易抓苗，根腐病等多种病害严重发生，成片死亡，也不利于生长发育。因此，要及时排出北沙参栽培田中的积水。

4. 土壤

北沙参对土壤的适应性较强。以耕层深厚的砂壤土、轻壤土、中壤土栽培较适宜。因这类土壤土质疏松、通透性好，利于根系深扎，产药质量优良。但在生产实践中观察到，土壤质地过砂的砂土地，因保肥、保水性能差，土壤易失墒，容易干旱，导致不好出全苗，植株生长不良，枯黄，细弱，产量低，质量差。土壤质地过于黏重，如黏土地或黏壤土地，虽然养分含量较高，保持水分能力较强，但因经常板结，土壤通透性较差，对北沙参根系呼吸与生长也不利，幼苗生长不健壮，易感病害，根系分支多而短粗，产药质量也较差。因此，选择适宜的土壤，是栽培北沙参的基础条件。

5. 养分

北沙参植株生长和根系发育，需要有充足的营养，既需要充足的氮、磷、钾等大量元素，也需要有足够的钙、镁、硫、铁、锰、锌、硼、铜、铝等微量元素。土壤中缺少某一种大量元素或微量元素，都将影响北沙参植物的正常生长和发育。人工栽培北沙参要求施入充足的农家肥，来补充土壤中养分的不足，对提高北沙参产量和质量都十分重要。

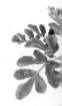

参考文献

［1］中国科学院中国植物志编写委员会．中国植物志［M］．北京：科学出版社，2004.

［2］辛华．珊瑚菜的发育解剖学及其主要化学成分研究［D］．南京：南京林业大学，2009.

［3］初庆刚，曹玉芳．北沙参根的发育解剖研究［J］．青岛农业大学学报（自然科学版），1997（3）：168-171.

［4］葛传吉，李岩坤，周月.珊瑚菜的染色体数目［J］．中国中药杂志，1986，11（10），12.

［5］褚晓芳，刘启新．我国伞形科药食两用性芳香蔬用植物及其经济价值［C］∥亚太地区民族植物学论坛．2006.

［6］惠红，刘启新，刘梦华．中国沿海中部珊瑚菜居群等位酶变异及其遗传多样性［J］．植物资源与环境学报，2001，10（3）：1-6.

［7］谭翠英，王铭伦，田明宝，等．莱阳沙参资源分布与形态特征的研究［J］．青岛农业大学学报自然科学版，1997（3）：179-180.

［8］李逢菊．北沙参化学成分影响因素的研究［D］．济南：山东中医药大学，2003.

第3章

北沙参栽培技术

一、种子种苗繁育

1. 种子繁育

北沙参均用种子进行繁殖，但也有以其成年植株根茎培养出试管苗的研究报导[1]。所谓种子实际上属于植物学上的果实。其形态特征为：双悬果椭圆形或圆球形，长7.1～13.0mm，宽5.8～8.7mm。表面黄褐色或黄棕色。顶端钝圆，中心为一小尖突状花柱基，有时尚可见2枯萎的花柱，基部稍窄，具果柄痕。分果背面隆起，具5条翼状肋线，密被粗毛，腹面较平，中间有一纵棱脊，两侧各有数条弯弧形线纹，外缘疏被粗毛。横切面上可见10～20条油管通过。含种子1枚。种子横切面弧形胚乳白色，含油分。胚细小，埋生于种仁基部。千粒重24.5g。

北沙参种子具有种胚后熟的低温休眠特性。经试验：新产种子不经过低温处理，播种后种子不能萌发。如将没经过处理的种子播在9.4℃以上的温室内，将延缓一年出苗，并且出苗不整齐。一般在5℃以下的土温，经过四个月左右

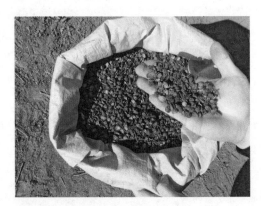

图3-1　北沙参种子图

的时间才可完成种胚后熟，打破休眠。为此，生产用种子，必须进行低温处理后才能播种。

另外，北沙参种子寿命较短，据试验：隔一年北沙参种子发芽率显著降低：第

三年后几乎全部丧失发芽能力。所以，生产中以选用新产种子为好，陈旧种子必须经过发芽试验后确定发芽率，同时要适当加大播种量[2]。

2. 种苗繁育

秋播参种，于翌年春出苗，待幼苗长出2～3片真叶时，进行疏苗（即间苗），用三角形留苗法。株距5cm左右，间苗同时需进行除草，以防止草荒。生长期一般不浇水，干旱严重时，可适当喷灌。10天左右开始出苗，进行间苗定株。北沙参种苗繁育，主要采用两种办法：一是筛选优良种子播种，一是培育优良种苗。两种方法各有利弊，田间直接播种，适合于大面积栽培，且育苗成本低，但幼苗田间管理工作细致，且劳动量大；育苗移栽虽然成本低，但因育苗移栽成活率相对较低，所以不宜大面积扦栽。

离体培养苗被认为是珍贵植物种群种质保存的理想方法，冷藏是短期或中期保存最简单、实用的一种方法。研究表明，北沙参离体培养苗能够在1℃条件下有效冷藏保存1年，在冷藏期间可通过降低培养基强度至3/10，蔗糖浓度减至0.3%来阻止种苗不必要的伸长[3]。

二、栽培技术

（一）选地整地

选择土质疏松、肥沃的砂质或半砂质壤土如棕壤、褐土和草甸土等排水良好的缓坡地。忌连作，前茬以地瓜、芋头、小麦、谷子、玉米最好，在质地松散、成土

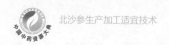

母质为云母和片麻岩性的山丘地亦可种植。

越冬前施足底肥，每亩施充分腐熟的农家肥2000～3000kg或施100kg生物肥料，把基肥撒匀，翻入地内，再深耕细耙。秋耕越深越好，以消灭越冬虫

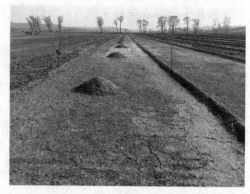

图3-2　北沙参种植田施农家肥

卵、病菌，深耕细耙也可以改善土壤理化性状促使根系生长。耕后耙细整平后作畦，畦宽以80cm为宜，畦高约20cm，畦长因地而定，畦间沟宽20cm。开好畦沟及围沟使沟沟相通，并应有地块出水口，使其呈台田状，以免积水受涝。

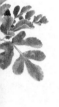

（二）播种

1. 种子选择

以《中华人民共和国药典》收载的伞形科植物珊瑚菜*Glehnia littoralis* Fr. Schmidt ex Miq.为物种来源，选择常温贮藏不超过1年、成熟度好，籽粒饱满、发芽能力强的无菌种子。

2. 种子处理

北沙参种子有后熟的生理特性，刚收获的种子胚尚未发育好，长度仅为胚乳的1/7，须经低温4个月左右，才能完成后熟，未经过低温阶段的种子播种后第2年才能出苗。北沙参种子萌发率很低，只有12%左右。原因是种子成熟度不够，含有发芽抑制物香豆素成分，并且易受贮藏和层积过程中霉变等因素的影响。

根据北沙参种子特性，一般采用砂埋法对种子进行低温处理，打破种子休眠期。春播需将种子进行低温砂藏处理。把种子按1∶3的比例拌砂，埋入40cm深的坑内，种层厚度30cm左右，保持10℃以下低温3个月以上，期间要保持砂子湿润，并经常搅拌；于翌年春季土壤解冻后取出。如春播干种子当年不能出苗。

秋播将种子用40℃温水浸泡8～12小时，稍晾进行播种。也可用干种子，在播前20多天湿润种子，至种仁发软。在润种过程中，应经常翻动检查，以防种子发热霉烂。

3. 播种时间

生产上可春播或秋播。春播在3月中旬，清明前进行；秋播在11月上旬，霜降前后进行。

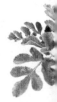

4. 播种方式

播种方法分宽幅条播与窄幅条播。

（1）宽幅条播　播幅宽15cm左右，用小撅沿畦横向开沟，深4cm左右，沟底要平，行距25cm，撒播要匀，种子与种子相隔4～5cm，覆土深度以3cm为宜。

（2）窄幅条播　播幅宽6cm，行距15cm左右，方法与宽幅条播相同。播种量要以土质而定，砂质土壤每公顷75kg；纯砂地每公顷90～112kg；有灌溉条件的肥沃地51～60kg。

春播一般用麦草或茅草等覆盖，覆盖至不露土为止，然后上压树枝或小酥石镇压。秋播多用地膜覆盖，以保温保湿，便于出苗。

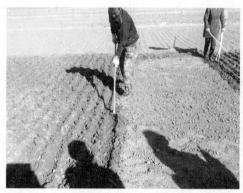

图3-3 开沟　　　　　　　　　图3-4 春季播种

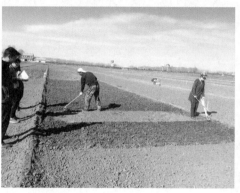
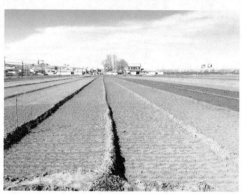

图3-5 播后覆土　　　　　　　图3-6 播后耙平田地

（三）田间管理

早春解冻后，若土地板结要用铁耙松土保墒。因行距小、茎叶易折断，因此不宜用锄中耕，必须随时除草。春季干旱时要酌情喷水，保持地面湿润，生长后期田间积水时要及时排出。参苗开花会消耗大量养分，影响参根质量与产量，发现现蕾要及时摘除。

播种后，每5天检查一次，观察墒情，如天旱可在覆盖物上喷洒清水以保持墒情；待苗长出两片时，于傍晚或阴天逐渐多次揭去覆盖物。

1. 间苗与定苗

待小苗具2～3片真叶时，株高4～6cm时，按株距3～4cm间苗。当苗高8～10cm时进行定苗，株距4～5cm为宜。撒播的，可按株行距5～7cm三角形定苗。缺苗的地方，要间出壮苗于阴天傍晚进行补苗移栽。

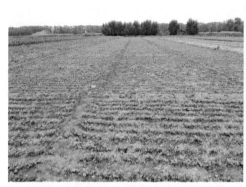
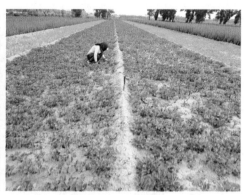

图3-7　珊瑚菜苗期　　　　　　　　　　　　　图3-8　珊瑚菜间苗

2. 中耕除草

出苗后，杂草与北沙参苗同时生长，应抓紧时机，有草就除，一般结合间苗、定苗，及时进行中耕除草，待苗高10cm左右时要进行松土锄草。

3. 施肥

6月上旬每亩追施充分腐熟的农家肥1300kg或施硫酸铵10kg、过磷酸钙15kg然后覆土。第一年秋后，每亩追施草木灰200kg，混合撒入行间。

4. 排水灌溉

北沙参抗旱能力强，最怕涝。一般轻度春旱，反而有利于根向下生长，根条长，不必浇水。春涝则不利于根的生长，根的生长速度慢，根条粗短，应注意排水。应视植株生长情况，进行浇水。如遇伏天干旱，可在早晚灌水切勿在阳光曝晒下进行，以免影响植株生长。多雨地区和雨季要及时清沟理墒、畦间沟加深、大田四周加开深沟以利及时排水，避免田间积水引起烂根。

5. 摘心除蕾

参苗开花会消耗大量养分，影响参根质量与产量，发现现蕾要及时摘除。北沙参当年不开花，于第二年4月下旬、5月上旬，当植株形成花蕾时，用剪刀剪去花苔。

6. 越冬管理

北方气候条件干旱较多，为了防止冬春风害失墒，保证翌年春季返青有足够的土壤水分，维系北沙参根系发育和生长，于封冻前浇水一次。

北沙参越冬休眠状态，一定要加强管理，禁止放火烧。

（四）留种

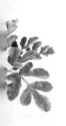

北沙参优质高产栽培首先应精选沙参种子，选择产量高、品质好的理想栽培品种，如紫红梗小叶参，然后进行种子培育，并对其进行处理。适期播种。合理密植。

1. 种根选留

秋天收获时，选择植株健壮、株型一致，根条较长、无病虫害的1年生紫红梗小叶北沙参作种根。

2. 种根移栽

9月栽植，按行距25～30cm，深18～20cm的沟，将参根按株距18cm放于沟内，覆土3～5cm，压实，视墒情浇水。

3. 种田管理

翌年春天返青抽薹，摘除侧枝上的小果盘，只留主茎上的果盘，集中养分，使种子饱满；后期加强田间管理，花前重追施氮、磷肥，促使籽粒饱满。

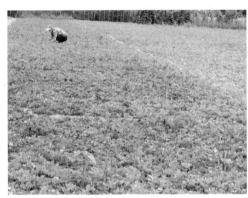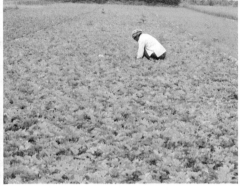

图3-9　珊瑚菜田间管理

4. 种子收获与保存

于6月下旬至7月中旬，果皮变成黄褐色时分批采收。采种时连伞梗剪回，摊放于通风处晾干，清除枝梗，精选出色泽光亮、籽粒饱满的优质种子备用。种子贮存期间不要翻动践踏，切忌烟熏，一定要有时间在3个月以上，且温

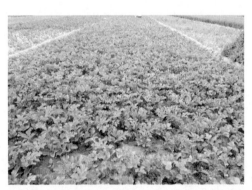

图3-10　珊瑚菜大田生长情况

度低于5℃的冷藏处理期，使北沙参种子有一个胚后熟期，否则会影响种子的萌发。

（五）常见病虫害及防治技术

长期的人工种植，北沙参的病虫害比较严重，常见的病虫害主要有锈病、病毒

病、根结线虫病、根腐病、大灰象甲、钻心虫、黑绒金龟子、蚜虫等，要更好地控制病虫害带来的影响，就要根据其各自的生活习性分别进行防治。

贯彻"预防为主，综合防治"的植保方针，通过选用抗性品种，培育壮苗，加强栽培管理，科学施肥等栽培措施，综合采用农业防治，物理防治、生物防治，配合科学合理地使用化学防治，将有害生物危害控制在允许范围以内。农药安全使用间隔期遵守GB/T 8321.1～7，没有标明农药安全间隔期的农药品种，收获前30天停止使用，农药的混剂执行其中残留性最大的有效成分的安全间隔期。

1. 蚜虫*Semiaphis hereculei* Takahashi

危害特点：以成虫、若虫吸食北沙参植株茎、叶、花中的液汁，并传播病毒，导致病毒病严重发生，以致植株皱缩畸形，生长迟缓，种子田受害重者不能开花结种，降低沙参及种子的产量。一般5～6月发生，在气温22～26℃、湿度60%～80%的条件下发生猖獗。

（1）生物防治　前期蚜量少时保护利用瓢虫等天敌，进行自然控制。无翅蚜发生初期，用0.3%苦参碱乳剂800～1000倍液或天然除虫菊素2000倍液等喷雾防治。

（2）物理防治　黄板诱杀蚜虫，有翅蚜初发期可用市场上出售的商品黄板；或用60cm×40cm长方形纸板或木板等，涂上黄色油漆，再涂一层机油，挂在行间株间，每亩挂30～40块。

（3）农业防治　收获后，清除残枝和落叶及地边杂草，集中烧毁。冬季清理圃地时将枯株及落叶烧掉或深埋。

（4）化学防治 病害发生初期可选用0.3%苦参碱植物杀虫剂500倍液连续喷药二次（间隔5～7日）；发病期喷洒5%杀螟松1000～2000倍液，每7日一次，连喷2～3次。

2. 北沙参钻心虫*Epinotia leucantha* Meyrick，别名川芎茎节蛾

危害特点：幼虫钻入植株各个器官内部，导致中空，不能正常开花结果。危害轻者，叶片枯萎、产量低、品质差、参根加工后发红；危害严重者，全株枯萎，以至死亡。每年发生5代，第1代发生在5月，二年生以上的田间危害严重。

（1）生物防治 幼虫孵化期用0.3%苦参碱乳剂800～1000倍液，或天然除虫菊素2000倍液，或0.3%印楝素500倍液，或2.5%多杀霉素（菜喜）悬浮剂1000～1500倍液喷雾防治。

（2）物理防治 在成虫发生盛期用灯光诱杀成虫。

（3）农业防治 成虫期进行灯光诱杀成虫；收获时，把铲下的北沙参秧立即翻入20cm深的土内，叶柄基部的蛹或幼虫同时带入土内，翌年成虫就不能出土羽化，以此压低该虫的越冬基数；人工摘除一年生北沙参蕾及花，消灭大量幼虫。

（4）化学防治 在钻心虫发生期，用4.5%氯氰菊酯或5%氯虫苯甲酰胺悬浮剂1000倍液，或90%敌百虫晶体800倍液，或5%甲氨基阿维菌素苯甲酸盐4000倍液喷洒在北沙参秧苗的心叶处，7日喷1次，连喷1～2次。

3. 大灰象甲*Sympiezomias velatus* Cherolat

危害特点：大灰象甲喜食幼芽和嫩叶，被害部分造成孔洞或缺刻，影响植株生

长，咬断根头，导致植株死亡。2年发生1代。

（1）生物防治　早春于药材地边播种白芥子引诱成虫，以减少对药材地的为害，并可集中防治。

（2）化学防治　每公顷用75kg青草或菜叶切碎后加40%乐果3kg拌匀，选无风晴天清晨撒于药材田间地面上进行诱杀。

（3）农业防治　收获后及时深耕，使幼虫和蛹不能正常发育。

4. 根结线虫病Meloidogyne sp.

危害特点：5月份开始发生，线虫侵入植株根端，并在根部寄生，吸取植物中的养分，使分叉根部密生隆起的病瘿（内有雌雄线虫），主根歪扭成畸形，不能正常向下生长，植株发黄死亡，降低药材产量与品质。

（1）农业防治　选择土壤深厚的砂质壤土、地势略高、排水畅通的地块种植，并实行合理轮作。

（2）化学防治　整地时每公顷用5%克线磷150kg沟施后翻入土中或栽种时穴施，也可在生长季随浇水施入1～2次，每次每公顷30kg。

5. 蛴螬Holotrichia spp.、地老虎Agrotis spp.

危害特点：主要危害根部，于6～7月为害严重。

（1）农业防治　冬前将栽种地块深耕多耙，杀伤虫源、减少幼虫的越冬基数。

（2）生物防治　施用乳状菌和卵孢白僵菌等生物制剂，乳状菌每亩用1.5kg菌粉，卵孢白僵菌每平方米用2.0×10^9孢子。

（3）物理防治　利用成虫的趋光性，在其盛发期用黑光灯或黑绿单管双光灯（发出一半黑光一半绿光）或黑绿双管灯（同一灯装黑光和绿光两只灯管）诱杀成虫（金龟子），一般50亩地安装一台灯。

（4）化学防治　清晨在根苗附近轻轻翻土捕杀；用毒饵诱杀，用90%的晶体敌百虫0.5kg加水3.0～50kg，搅拌均匀，喷在50kg加过的麦麸或碾碎炒香的油渣上，搅拌均匀，制成毒饵，在傍晚撒在行间或植株附近，隔5米左右撒一小撮。平均每亩用毒饵20kg。

6. 北沙参锈病（珊瑚菜柄锈菌 *Puccinia phellopteri* Syd.）

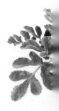

危害特点：5月开始发病，立秋前后危害严重。主要危害叶片，也危害叶柄及果柄。开始时老叶及叶柄上产生大小不等的不规则形病斑，病斑初期红褐色，后为黑褐色，并蔓延至全株叶片。后期病斑表皮破裂散出黑褐色粉状物，为病原菌的夏孢子或冬孢子。发病初期叶片黄绿色，后期叶片或全株枯死。

（1）农业防治　增施磷钾肥，提高植株抗病力，雨季及时排水降低田间湿度，可减轻发病。

（2）药剂防治　突出适期早用药，于发病最初期或之前选用50%多菌灵可湿性粉剂600倍液，或甲基硫菌灵（70%甲基托布津可湿性粉剂）1000倍液，或75%代森锰锌络合物800倍液等保护性杀菌剂喷雾防治，发病后选用戊唑醇（25%金海可湿性粉剂）或三唑酮（15%粉锈宁可湿性粉剂）1000倍液，或25%丙环唑200倍液，或40%福星（氟硅唑）5000倍液，或25%腈菌唑3000倍液等治疗性杀菌剂喷雾防治。

7. 根腐病*Fusarium solani* App. et Wollenw

危害特点：受害植株根尖和幼根初呈水渍状，随后变黄脱落。主根呈锈黄色腐烂，严重时仅剩下纤维状物。地上部初期植株矮小，黄化严重时死亡。主要以土壤和种苗带菌传染。土壤积水，地下害虫多时发病重。病菌在土壤中或带菌的参根及残叶上越冬，翌年气候变暖，土温升高后开始浸染。一般5月初开始发病，6月下旬至7月上旬为发病盛期，高温、高湿、多雨的年份发病重，反之则发病较轻。连作、重茬田块发病重，一般发病率在15%～30%，严重田块可达60%以上，严重影响北沙参的产量和药材质量。

（1）农业防治 与禾本科作物实行3～5年轮作，发过病的田块不宜再种植北沙参；合理施肥，适施氮肥，增施磷、钾肥，提高植株抗病力；及时拔除病株烧毁。

（2）药剂防治 发病初期用50%琥胶肥酸铜（DT杀菌剂）可湿性粉剂350倍液喷灌，或3%广枯灵（噁霉灵+甲霜灵）600～800倍液，或甲基硫菌灵（70%甲基托布津可湿性粉剂）1000倍液，或75%代森锰锌络合物800倍液，或20%灭锈胺乳油150～200倍液喷灌，7天喷灌1次，连喷灌3次以上。

8. 北沙参花叶病

危害特点：为害叶片及全株。发病初期在叶面产生黄白色的近圆形褪绿斑，扩大后呈不规则形或多角形。受害叶片叶色黄绿相间，斑区呈黄白色的花叶症状，叶面皱缩。发病后期全株表现花叶，植株矮小，生长受到抑制。病原为珊瑚菜花叶病毒（Shanhucaimosaic virus），病毒在病株残体及带病种根上越冬，翌年4月下旬出现症状，

5～6月发病严重，夏季气温升高后隐症。蚜虫是主要传毒昆虫；土壤干旱、植株长势弱、光照较强时有利于病毒侵染和扩展蔓延，故症状表现时轻时重，并且出现隐症现象。

（1）农业防治　选择生茬地种植或与禾本科作物轮作；加强田间管理，注意配方施肥，提高植株抗病力。

（2）化学防治　在用吡虫啉、啶虫脒、噻虫嗪、烯啶虫胺等化学药剂或苦参碱、除虫菊素等植物源药剂控制蚜虫危害不能传毒的基础上，预计临发病之前喷施混合脂肪酸（NS83增抗剂）100倍液，或盐酸吗啉胍+乙酸铜（2.5%病毒A）或三十烷醇+硫酸铜+十二基硫酸钠（1.5%植病灵）400倍液，或5%氨基寡糖素（5%海岛素）1000倍液，或甘氨酸类（25%菌毒清)400～500倍液喷雾或灌根，预防性控制病毒病发生，并有效缓解症状和控制蔓延。

三、栽培技术的现代研究

1. 施肥的相关研究

北沙参植株生长和根系发育，需要有充足的营养，人工栽培北沙参要求施入充足的农家肥，来补充土壤中养分的不足，对提高北沙参产量和质量都十分重要。施用氮肥是促进北沙参生长、提高产量的必要措施之一。

李逢菊[4]研究发现土壤全氮含量高可显著促进植株叶片数量与重量的增加，土壤有机质含量高会促进植株叶片的伸长、导致植株根部支根增多，土壤养分不同，药材粗多糖含量没有太大的变化。研究表明，适当的氮肥可以增加北沙参生长，提高鲜参产量，但过量的氮肥可使地上部分生长过旺，而地下根的生长受到抑制，增施钾肥可获得更高产量，可明显提高参根的整齐度和商品价值；较低的氮肥用量，配合增施磷钾肥，可提高沙参的根冠比，提高肥料利用率[5]。

许祖刚[6]等研究表明，增施钾肥对北沙参株高的生长有一定的促进作用，可显著提高北沙参的叶面积系数，生长后期维持较高的绿叶面积，有利于北沙参根的伸长和地上部干重、根干重的积累。因而增施钾肥可显著提高北沙参产量，同时显著提高其有效成分多糖、总皂苷含量，但是施钾量超过210kg/hm²后产量不再显著增加，说明从施肥效益上应适量施用钾肥。

侯玉双[7]研究发现不同氮钾配施对北沙参植株高度、根长以及干物质积累的影响显著。单施氮、单施钾都不能产生最佳效果，只有在氮钾合理配施情况下才能最大地促进北沙参植株的生长发育，从而提高其干物质的积累。且试验结果表明，在0～315kg/hm²范围内，随氮肥施入量的增加可明显促进植株体内的氮素循环，有利于提高北沙参叶片叶绿素的含量以及蛋白质、氨基酸含量，提高硝酸还原酶的活性，增加皂苷等有效成分的含量。在0～315kg/hm²范围内，随钾肥施入量的增加各含氮物质含量也随之增加。单施氮或单施钾均不如氮钾配施能适应沙参的生长，氮钾配施条件下，北沙参在生育中前期就能达到较大的叶面积系数，而在生育后期又能较快的转移到地下部增施钾肥和适当增施氮肥有利于提高北沙参多糖含量，氮肥施用过多则不利于北沙参多糖含量的提高。利用北沙参多糖含量对氮钾施肥水平的肥效反应方程得出，当每公顷施用氮肥139.42kg、钾肥315kg时，可获得北沙参最高多糖含量为35.32%。

富钦安[8]等人根据沙参植株的化验结果认为，亩产500kg以上的莱阳沙参每生产100kg干沙参要求吸收氮∶磷∶钾比例为2∶1∶3。而高产莱阳沙参的施肥比例应为1∶0.5∶1.5，即亩施土杂粪4000～5000kg、氮肥碳铵100kg、磷肥70～80kg、硫酸钾50kg。如果土壤缺锌，应亩施1～1.5kg锌肥。施肥方法：磷、钾、锌肥与土杂粪全部作基肥，氮肥可基施70%，随灌水时追施30%。谭翠英[9]等人研究了氮、磷、钾三要素不同配比对莱阳沙参产量和参根生产的影响，结果表明，适当氮肥用量可提高鲜参产量，增施钾肥可获得更高产量，以施尿素450kg/hm^2，过磷酸钙300kg/hm^2、硫酸钾900kg/hm^{2}的肥料配比产量最高，施尿素225～450kg/hm^{2}配合增施钾肥，可明显提高参根的整齐度和商品价值；较低的氮肥用量，配合增施磷钾肥，可提高沙参的根冠比，提高肥料利用率。

孙窗舒[10]等研究了赤峰市牛家营子镇磷、钾肥配合使用对北沙参产量和品质的影响。采用正交试验研究不同配比的磷钾肥对北沙参中欧前胡素、异欧前胡素和补骨脂素的含量及产量的影响。结果显示，一定范围内配合施用磷钾肥，北沙参根干重、小区产量增加，且磷肥对产量影响大于钾肥。当肥料施用量为P_2O_5 360kg/hm^2，K_2O 270kg/hm^{2}和P_2O_5 360kg/hm^2，K_2O 180kg/hm^{2}时北沙参根干重达到最优值，小区产量最大。磷钾肥对北沙参中欧前胡素、异欧前胡素含量的影响表现为随磷、钾肥的增施而升高，且磷肥影响较大，当施用P_2O_5 360kg/hm^2，K_2O 270kg/hm^{2}时异欧前胡素含量最高，欧前胡素量和补骨脂素含量均较高；施用P_2O_5 360kg/hm^2，K_2O 180kg/hm^{2}时欧前胡素量最大，异欧前胡素量也较大。因此，当磷钾肥的施用量分别为

P_2O_5 360kg/hm², K_2O 180kg/hm²时，成本低，优质高产，适于推广至农业生产实践中。

李逢菊[11]等观察了地道产区山东莱阳市不同土质地块土壤养分对北沙参化学成分的影响。试验取不同土质地块的北沙参根部及土样，测定北沙参全氮、全磷、全钾及水溶性粗多糖含量，测定土壤全氮、碱解氮、有效磷、速效钾含量，分析二者的关系。结果表明，北沙参根部氮、磷、钾含量及水溶粗多糖含量与土壤全氮、碱解氮、有效磷、速效钾、有机质含量均无明显相关性，P值均>0.05。地道产区不同土质地块土壤养分对北沙参化学成分的影响不明显。

以北沙参幼苗为试材，正交设置北沙参营养生长期光、肥、水三因素的不同水平处理，检测其生物生长量、叶绿素含量和丙二醛含量等多项指标[12]。结果显示，北沙参人工栽培的最适条件与其野外生存环境并不完全一致。轻度遮阴、高肥（21.38～32.08g）和适当灌水（500～750ml）条件下北沙参生物量明显增加，叶绿素和胡萝卜素含量增加，丙二醛含量无明显变化；逆境条件栽培的北沙参生物量较小，叶绿素与胡萝卜素含量下降，叶绿素α含量对光、肥、水等环境因子的变化更为敏感，且逆境栽培的北沙参叶片丙二醛含量显著升高。轻度遮阴、高肥和适当灌水是北沙参生长的最佳条件。

2. 组织培养研究

利用植物愈伤组织或细胞悬浮培养可以生产用于预防和治疗疾病的植物次生代谢产物。通过添加外源诱导子改变植物次生代谢途径，是植物提高次生代谢产物的有效方法之一。

通过调节代谢途径提高北沙参中主要有效成分香豆素的含量，并获得优质高产的北沙参种苗具有重要的理论和实际意义。研究水杨酸（salicylic acid，SA）、茉莉酸甲酯（methyl jasmonate，Me JA）和超声波对北沙参愈伤组织生长的影响，并利用高效液相色谱法测定了经诱导处理后愈伤组织中香豆素（欧前胡素、异欧前胡素及补骨脂素为主要指标）含量的变化[13]。结果表明：水杨酸和茉莉酸甲酯均对北沙参愈伤组织的生长具有抑制作用，而一定时间的低强度超声波处理则能够促进北沙参愈伤组织生物量的增长；同时，结果表明此3种诱导因子均能够不同程度地促进香豆素合成，即当SA质量浓度达到8mg/L时，欧前胡素的含量达到最大值，为对照的3.8倍；SA质量浓度为16mg/L时，补骨脂素含量达最大值，为对照的1.70倍，当SA质量浓度在28～30mg/L之间时，异欧前胡素的含量达到最大值，此范围内总香豆素含量也达最大值，约为对照的2.33倍；当Me JA浓度达400μmol/L时，补骨脂素和异欧前胡素含量达到最大值，分别为对照的6.09倍和5.53倍，总香豆素含量也达最大值14.86μg/g，为对照的5.11倍；当超声波处理30分钟时，愈伤组织中欧前胡素和异欧前胡素的含量达最大值5.51μg/g和3.69μg/g，分别为对照的5.15倍和4.20倍；总香豆素含量也达最大值11.90μg/g，为对照的3.55倍；而补骨脂素含量则在超声处理10分钟后达到最大值3.60μg/g，为对照的1.50倍。比较3种诱导子对北沙参愈伤组织诱导处理后香豆素含量的变化发现，与水杨酸和超声波相比，茉莉酸甲酯更能够有效地促进北沙参中次生代谢产物–香豆素的合成。

以北沙参叶片和茎段为外植体，采用MS和B₅培养基对其进行愈伤组织诱导，继代培养后进行悬浮培养，研究了不同浓度碳源、6-BA和NAA对其细胞生长的影响，以期为进一步建立北沙参细胞培养体系以及提高其次生代谢物产量奠定试验基础。结果表明，1/2MS+0.4mg/L 6-BA+1.5mg/L NAA琼脂培养基为北沙参愈伤组织诱导的较适宜培养基；1/2MS+0.2mg/L 6-BA+1.2mg/L NAA为适宜的继代培养基；在细胞悬浮培养过程中，分别添加0.2mg/L 6-BA、1.6mg/L NAA和20g/L蔗糖有利于细胞的生长[14]。

探究NAA、IBA及蔗糖对北沙参不定根增殖的影响[15]。分别以北沙参叶片、茎段及愈伤组织3种不同途径诱导不定根，再分别考查IBA、NAA及蔗糖对其不定根生长的影响。以上3种途径均可获得不定根，其中尤以愈伤组织经在MS培养基中振荡培养后，诱导的不定根作为较理想的途径；同时蔗糖浓度对不定根的生长具有重要作用，当蔗糖浓度达到40mg/L时，明显促进不定根的增殖，鲜物重达到4.48g；不同浓度生长素对北沙参不定根的增殖也具有重要影响。当MS培养基中添加4mg/L IBA，不定根生长迅速，生物量（鲜物重）达到最大值5.93g；当在含有适宜浓度蔗糖和IBA的培养基中再添加NAA，且当NAA浓度达到0.8mg/L时，不定根鲜物重达7.44g，说明适宜浓度NAA和IBA结合使用更有利于北沙参不定根的快速增殖。

四、采收与产地加工技术

（一）采收

北沙参的采收时期对保证药材质量非常重要，过早、过迟均不宜。生长1～2

年的根质量好，4年以上的根易空，质量差。1年收者在白露至秋分之间进行；2年或3年收者在夏至前后5日内进行。此时采收的药材，质坚实，粉性足，质量好，产量高。

选择晴好天气，采挖前先将地上茎叶部分割去，于参田一端开挖深沟，使参根部露出，顺垄小心采挖，勿伤断参根。抖去泥土，及时运回。当天采挖当天加工并及时晒干，以防霉变。来不及加工的，可埋在干沙土中2～3日后加工。

（二）产地加工

传统的产地加工方法是先将参根洗净，并按粗细长短分级，分别扎成直径15～20cm的捆，然后将参根尾部先放入沸水中略烫8～10秒，再解捆全部放入沸水中，并不时翻动，煮至能用手剥下参皮为度。将去皮后的沙参选择阴凉通风干燥处，及时摊开晾晒，防止发霉变质，晾晒期间，每日翻动1～2次，直至晾干，干燥的沙参水分不得过10%。如有霉烂，及时剔除。

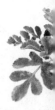

（三）药材质量标准

加工好的药材，一般以细长、圆柱形、均匀、质坚、外皮色白者为佳。

（四）包装、贮藏与运输

1. 包装

在包装前应检查是否充分干燥，并清除劣质品及异物。所使用的包装材料为无公害的包材。按不同商品规格分级后包装。外包装上必须注明产品名称、批号、重量、产地、等级、日期、生产单位、地址、贮存条件，并附有质量合格的标志。

2. 贮藏

包装好的药材如不立即出售或使用，宜贮存在清洁卫生、阴凉干燥、通风、防潮、防虫蛀、防鼠、无异味的库房中，最好搭架放置。同时应防鼠、虫为害。在储藏过程要定期检查与养护，防止受潮与遭受虫蛀。

3. 运输

运输工具或容器应具有较好的通气性，以保持干燥，并应有防潮措施，尽可能地缩短运输时间。同时不应与其他有毒、有害、易串味物品混装。

（五）北沙参采收加工的历史沿革

北沙参植物基原和北沙参药材使用历史的考证，作为有记载可查的最早使用年代应为1624年（《本草汇言》）。在此之前，记载的沙参仅指南沙参。经查阅了《汇言》之后的各家著作中有关沙参加工方法，在所有明清朝代的本草炮制和医药著作，仅有4本著作稍有提及沙参加工方法，如表3-1所示。

表3-1　本草著作中有关沙参加工方法

书名	出版年代（约）	作者	加工方法
寿世保元	明，1615	龚廷贤	去芦
炮制大法	明，1622	缪希雍	去芦，白，实味甘者良
本草述钩元	清，1666	杨时泰	水洗去芦用
本草述	清，1666	刘若金	捣，筛为末

可见，沙参和北沙参在明清时期并没有去皮使用的加工方法。在解放后的中药相关著作和《中国药典》均明确写了北沙参加工方法，列于表3-2。

表3-2　现代有关北沙参产地加工方法

序号	加工方法	书名	时间	作者
1	夏秋季采挖，除去地上部分，洗去泥土，放开水内烫过，取出剥皮，晒干或烘干	中国药典	2015	国家药典委员会
2	夏秋二季采挖，除去参须根，洗净，稍晾，置沸水中烫后除去外皮，干燥。药材以质紧密、色白者为佳	全国中药炮制规范	1988	卫生部
3	取鲜货洗净去皮切2分后晒干	中药炮制经验集成	1963	中医研究院等
4	7～8月或9月下旬采挖，洗净泥土，放开水中烫后剥去外皮，晒干或烘干	中药大辞典（上册）	1986	江苏新医学院
5	春参（一年生参）在第二年7月收获；秋参（二年生参）在第二年9月收获，洗净泥土，放开水中浸烫，剥去外皮，晒干或烘干，切段备用	全国中草药汇编	1975	编写组
6	夏秋二季采挖根部。除去地上部分及须根，洗去泥沙，稍晾，置沸水中烫后，去外皮，晒干或烘干即得	《中药志》（第一册）	1959	中国医学科学院药物研究所
7	栽培1～2年即可收获。一年生参，在冬播后的第二年9月上旬参叶微黄时收获。二年生参，在播种后第二年7月份收获。先在参田一端开一端开一深6cm左右的沟，露出参根后用手提出。这样依次向前收刨。将刨出的参根用参刀去短小或混土盖好，以防日晒风干后不易去皮。将参根除去须根，先洗净泥土，按粗细长短分类，扎成2千克左右的捆。用大锅烧开水，手拿参根上端，先将尾部置沸水中略烫（约10秒钟，一般是顺锅转3圈），然后解捆，将参全部放入沸水中，并不断翻动，使水保持沸腾，经2～3分钟，先取出一条检查一下，若中部能掐下皮，就立即捞出，摊于席上冷凉，逐条拢去外皮，立即曝晒。如遇阴雨天，则应烘干。干后置屋内堆放3～5天，使之回潮，然后按等级扎成小把，再稍晾，使之干透	《中国药材栽培与饲养》（第一册）	1995	国家中医药管理局
8	反采得之根，以长流水浸数日，候外皮腐烂，水洗并去芦晒干用	中国药学大辞典	1935	世界书局
9	夏、秋采挖。除去残茎及泥土，置沸水中烫后。去外皮，及时干燥	山东省中草药炮制规范	1975	山东省革命委员会卫生局
10	春、秋采挖，除去须根，洗净，稍凉，置沸水中烫后，除去外皮，晒干	江西省中药炮制规范	1991	江西省卫生厅

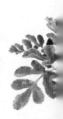

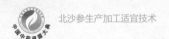

续表

序号	加工方法	书名	时间	作者
11	放到开水锅内烫过，最后剥去皮晒干或烘干	药用植物栽培法	1958	姜传颜、丁如辰
12	北沙参鲜根外皮呈黄色，有横皱，干燥的除了外皮全棒长棒状，色也变白	实用中药学	1958	熊梦
13	将刨出的鲜砂参洗去泥土放开水内烫过，取出剥皮晒干或烘干	中药学	1958	南京中医学院 江苏中医研究所
14	除去地上的茎及须根，洗净水中浸烫，并不时的翻动，烫至根皮能将下来为止（如不立即剥皮需先置阴凉处，避免接触阳光，以免去皮困难），捞出。自参头部向下将根皮剥去外皮。将根拉直，摊于席上，晒干，扎成小捆，称"毛参"。外销出口者，销于国内。外销小捆，再按大小整齐地扎成小捆，直至参蒸至柔软时，放在板上搓直，再用刀剖去须根痕迹，称为"净参"	山东经济植物	1978	编写组
15	9月下旬叶微黄时采挖，除去茎叶，刨出参根，不能放在阳光下晒，以免干后难以去皮。降低质量和产量。根清洗后，按粗细分级放入沸水中烫泡，先烫上、中部、再烫尾部，取出转入冷水中冷却，及时晒干或烘干	药用植物栽培学	1980	江西中医学院
16	当年秋季9月下旬微黄时收挖。收挖时先在参地一端用镢头开一深沟，露出根部用手提出，除去茎叶，不能放在阳光下晒，以免干后难去皮，降低产量和质量。将参根粗细分开，选晴天早加工，捆成3~5斤的把，将尾根先放入开水内顺锅转2~3圈（6~8秒钟），再把整把全部撒入锅内烫煮，不断翻动，剥去外皮，晒干即能药用，如遇阴雨阴天则应烘干，直至参根中部能刨里刨去皮时，剥去外皮，以免变色霉烂	中草药栽培技术	1979	中国医学科学院 药物研究所
17	7~9月采挖，除去地上部分及须根，洗净稍晾，置沸水中烫过，剥去外皮，晒干，或再行蒸透，修冷光洁，以质紧密色白者为佳	中药加工与炮制	1981	福建省光泽县卫生局
18	秋季采挖其地下根，洗净泥土，剪去分支，入开水内烫过，刮去外皮，晒干或烘干，除去残茎及须根，以色白者为佳	中药材商品知识	1982	潘纲

续表

序号	加工方法	书名	时间	作者
19	将参根粗细分开，选晴天早上加工，先洗去泥，拢成3～5斤的把，将参根先放入水开锅内顺锅转二三圈（6～8秒），再把全部撒入锅内烫煮，并用细长棍不断翻动，继续加热使水温保持沸腾，直至参根中部能捏软为止，剥去外皮，晒干则能出药用。如通阴天则应烘干，以免变色霉烂	药用作物栽培	1982	中国医学科学院药物研究所栽培室
20	上冻前采收。方法是割去地上茎叶，从地块里采起用刃或起刨顺子，再将芦头一端顺起刨顺子，洗净泥土，放到锅子内煮沸，待将参根全部放入水中，煮到用手一撸能脱掉草表皮即可，去掉表皮和芦头，顺放、摆直、晒干或烘干。然后将参根全部放入冷水中左右。捞出后放入冷水中冷却，捞出后放入冷水中冷却，以免变色霉烂	中草药种植100例	1984	河北
21	一年生参根，在第二年"白露"到"秋分"，参叶微黄时收获。二年参，于第三年"入伏"前后收获。收刨时，在参田一端刨60厘米左右深挖的沟，露出参根，甩手提出，除去参叶，保持湿润，麻袋或湿土将盖保好，能放在阳光下晒，以免干后难下晒。然后，用席片，选晴天，将参根按粗细分开，洗净泥土，每4～5斤扎一小捆。用大锅烧开水。加工时，将参根粗头，将参尾稍放开水中，顺锅转2～3圈，6～8秒钟，再把全捆放开，放入锅内，握参根粗头，使锅内水保持沸腾，经2～3分钟，先取几条检查一下，如中部能捞下皮，立即捞出，摊于席上冷晾，待冷后立即晾皮，第二天继续晒，如当天晒不干，夜晚将席箔摘于室内，摞起来，稍压几天，再压晴雨天，以火坑烘干，以免变色霉烂	药用植物栽培技术	1985	卫云
22	北沙参栽种一年，即可收获，当年9～10月收获。春季种的，次年8～9月采收，秋季种的，次年8月采收，秋季种的，次年枯黄为可收标准。仔细深挖，收取全根，以免日晒，勿使芽生长，茎叶枯黄为可收标准。洗净泥土，按粗条细分级，分别放开水锅里烫煮10余秒钟，并不断搅动，使煮熟程度一致。边煮边试剥皮，至参根中部能捏去皮为止，立即捞出，剥皮后不便去皮。随即除去叶片，至参根中部能捏去皮为止，立即劳去，已剥好的参根，及时晒干或坑干即成。放入冷水中，不要烫得过熟，过熟了，剥皮时参肉稀烂，损失药效。	四川中药材栽培技术	1988	四川省中医药研究院

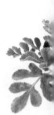

续表

序号	加工方法	书名	时间	作者
23	夏秋二季采收，除去须根，洗净，稍晾，置沸水中烫后，用刀刮去外皮，干燥，称为毛条参。将整把毛条参再蒸软捆成把子，成为净参、光参	药材学	1988	邬家林、荣贤璧
24	一般栽培2年后，即可采收。采收时期多于7~8月。挖出根后，去掉秋苗，须根，洗去泥土。因自此处剥皮，在全部处浸入水中时须不停搅动到剥皮能去皮为度。烫的时间不可过长，否则色发黑，去皮后当日晒干。干后削去粗糙部分，即为成品	中国药材商品学	1990	朱圣和
25	播种后生长1~2年于9月茎叶见黄时将根挖出，抖掉泥土，去掉茎叶，按粗细分级加工。收获时避免挖断根部，刨出的根不能放阳光下晒，否则干后难以去皮，影响产量和质量。洗去根上泥土，按粗细分级放入沸水中烫，先烫上、中部，再烫尾部，不断翻动使受热均匀，待能剥下皮时捞出入冷水中冷却，趁湿剥皮及时晒干或烘干	药用植物栽培与加工	1990	刘铁成
26	夏、秋二季均可采收。栽培者多在2年后7~8月间采收。挖出根部，除去地上部分及须根，洗去泥砂，稍晾，置沸水中烫去皮，否则时间不可过长，烫的时间与粗大，干后色发黑。去皮后，当日晒干用文火烘干。干后再则去粗糙部分，然后捆把，晒至全干即可	中国常用中药材	1990	卫生部
27	春参（二年生参）在第三年7月间采收；秋参（一年生参）在第二年9月收获。收挖时先在参地一端用镢头开一深沟，露出参根用手提出，除去参叶，刨出的参根不能在阳光下晒，以免干后难以去皮，降低产量和质量。将参根按粗细分开，选晴天早上加工，先洗去泥，拢成0.7~1.2千克的把，并用细长棍不断翻动，继续加热使水温保持沸腾，直到参根全部能煮坚去皮时，把参根捞出，剥去外皮，以免变色霉烂	中国药用植物栽培学	1991	中国医学科学院药用植物资源开发研究所
28	栽后1年即可收获。一般春栽的于当年9~10月，秋栽的于翌年9月下旬，当叶片开始枯黄时采挖。小心挖取全根。挖取参根后，用草席覆盖，避免日晒，以免干后难以去皮。运回后洗净泥土，按根条粗细分级，分别放入沸水中烫煮10秒钟，上下翻动，使受热均匀，待能去皮时捞出立即趁热剥皮，趁湿剥皮，及时晒干或烘干。参条不要烫煮过于熟烂，否则影响药材质量	常用中药种植技术	1993	姚宗凡

44

续表

序号	加工方法	书名	时间	作者
29	先将参根按粗细分开，洗净泥土。扎成直径15～20厘米的捆，双手紧握参根捆头，将参尾置沸水中，顺锅转3圈，然后解捆，全部放入沸水中，用木棒翻动，并继续加火，使锅内水保持沸腾，约10秒钟，抽样检查，以能捞去外皮为准，捞出，摊晾，逐棵将去外皮。捞出将席箔不可折断参条，摆在席箔上暴晒，争取当天晒不干，夜晚将席箔搬于室内，第二天继续晒，直至晒干为止。如遇连阴雨天，以火炕烘干，以免变色霉烂	山东地道药材	1993	光明中药函授学院
30	挖取根，除去地上茎及须根，洗净泥土，在沸水中撩一下，薄摊晒干	中药产地采集加工技术	1996	王淑淦
31	冬播的北沙参，到第二年处暑至白露间（8月下旬至9月上旬）当参叶开始枯黄时，选晴天采收。此时采收，粉质充足，断面颜色洁白。倒立不弯曲，药效高。挖出的参根不能在阳光下曝晒，以免风干后难以去皮，影响质量和产量。应随时采随加工。加工方法：去掉茎叶和芦头，按大、中、小捆把，每把沸水中转动3～4圈（6～8秒钟），把参尾放入沸水中烫煮，然后再将整把丢入沸水中烫煮，手握参把芦头一端，烫煮1～2分钟，至参根中部能烫丢参皮时，捞出剥皮。剥皮时，先从尾部剥皮，剥至芦头部（倒剥容易将皮剥下）。剥皮后迅速晒干或烘干。若当日晒不干，晚上将参移至屋内，不能夜露受潮，次日再晒干	山区中草药使用生产技术	1998	王建国
32	生长1年的北沙参在9～10月份见茎叶见黄时将根挖出，抖掉泥土，去掉茎叶，按粗细分级加工。刨出后趁鲜加工。加工方法为按级放入沸水中烫，先烫上中部，后烫尾部，不断翻动，趁湿剥去外皮。捞入冷水中，放入冷水中，趁至能剥下皮的时刻捞出，在草席上晒干，扎成把，装箱	常用药用植物栽培新技术	1999	佚名
33	春播于当年收获，冬播翌年9月上中旬收获。将刨出的参根洗净泥土，捆成把，将参尾根先放入沸水中，全部散入水中烫煮。再把整把参揉开，用棍棒不断翻动，使水温保持沸腾，直至参根中段能烫去皮的时刻，立即捞出摊于席上冷凉，剥去外皮，立即曝晒或烘干，以免变色霉烂	常用中草药栽培	1999	向善荣

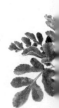

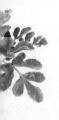

续表

序号	加工方法	书名	时间	作者
34	春参（二年生参）在第三年7月收获：一年生参在第二年9月收获。以秋参为好。9月下旬参叶微黄时收挖。收挖时先在参地一端用镢头开一深沟，露出根部用手提出，除去参叶。刨出的参根不能在阳光下晒，以免干后变黑，选晴天早上加工，先洗去泥，拣成0.7~1.2千克的把，把用细长棍不断翻动，直到参根中部能挺直去皮时，把参根捞出，剥去外皮，晒干即能药用。如遇阴天则应烘干，以免变色霉烂。除去参叶。将参根按粗细分开（6~8秒钟）。再将整把全部撒入锅内烫煮，并用细长棍不断翻动。继续加热使水温保持沸腾，将尾根先放入开水内顺锅转2~3周，降低产量和质量。将参根按粗细分	中草药种植技术指南	2000	徐昭玺

46

　　由表3-2可见，北沙参沸水烫后去皮的加工方法是解放后才有正式记载。关于北

沙参为什么去根皮，到目前为止，我们未见到任何实验研究资料。

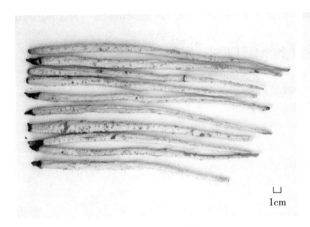

图3-11　北沙参药材（去皮）

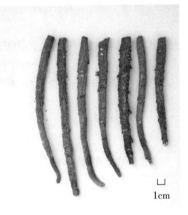

图3-12　北沙参药材（带皮）

（六）北沙参采收和加工现代研究

1. 采收时间研究

随着植株生长发育时期的变化，其体内的化学成分会发生一定程度的变化，其

变化的原因在于植株合成代谢的程序与程度，另外还与环境条件的变化有关。

　　北沙参植株的回苗期较晚，在"霜降"时其叶片仍然能够保持绿色。所以在进

行采收时，一般不能等到植株回苗后进行。通常认为，北沙参要在夏季至秋季这段

时间采收。有的要求在秋季9月下旬参叶微黄时采收，有的则要求在上冻前采收。还

有的要求根据栽培周期来确定具体的采收时间。

　　研究发现[17]，综合欧前胡素、可溶性糖、粗多糖、总糖、醇浸出物、水浸出物

的含量测定结果及产量，北沙参的采收以9月中旬至10月中旬为宜，过早各种成分积

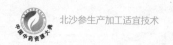

累不完全，过迟则成分含量降低。

（1）碳水化合物含量的变化　可溶性糖、粗多糖、总糖的含量以10月上旬最高，其次为9月下旬、10月中旬、10月下旬等。糖类成分含量7月上旬最低，7月上旬至10月上旬含量增加幅度较大，而10月上旬至11月下旬含量降低幅度较缓。

采收当年开花带皮北沙参比同年采收的正常植株带皮北沙参的多糖含量明显降低，正常株北沙参与结种株北沙参的多糖含量也有显著性差异。

（2）欧前胡素含量的变化　欧前胡素含量以9月下旬最高。其次为10月上旬、9月中旬、10月中旬等。9月下旬的含量约是7月上旬的2倍，7月上旬至9月下旬欧前胡素含量增加较大，而9月下旬至11月下旬降低较缓。

（3）北沙参根部浸出物含量的变化　醇浸出物含量以9月下旬最高，其次为10月上旬、9月中旬、10月中旬等。7月上旬的含量最低，7月上旬至9月下旬醇浸出物含量增加较大，而9月下旬至11月下旬含量降低较缓。

水浸出物含量以10月上旬最高，其次为10月中旬、9月下旬、10月下旬等。7月上旬的含量最低，l0月上旬的含量约是7月上旬的2倍。7月上旬至10月上旬醇浸出物含量增加较大，而10月上旬至11月下旬含量降低较缓。

2. 加工方法研究

收刨出的参根，要避免日晒，以免干后难以去皮。为达此目的，一般是用湿沙培起，或用湿席片、麻袋覆盖。产区药农一般是根据每天可以加工的数量来决定收刨的数量，做到随收刨随加工，以利去皮。加工前要先去掉茎叶，将根部用水洗净，洗净后稍晾，按照粗细大小进行分级，然后捆成把，把的大小一般保持在2千克重左右。捆把的主要目的是为了进行水烫时操作方便。

（1）沸水浸烫研究 采收后的北沙参，均要求用沸水浸烫，不能直接晒干。

沸水浸烫的目的一是杀酶，缩短干燥时间。这是因为直接晒干药材质地不坚实，并且活的根部在干燥之前仍然进行一定时间的代谢活动，不仅造成淀粉等成分的分解，通过呼吸造成消耗，降低出干率，而且至完全干燥需要1个月时间。在此期间容易受天气影响而发生霉烂现象。采用沸水浸烫，可立即破坏根中的各种代谢酶类。使淀粉免于水解，降低因呼吸造成的消耗，提高药材出干率。同时还能缩短干燥时间，利于保证药材质量。

沸水浸烫的目的二是便于去皮。实施水烫之前，需要先将水烧开，保持沸腾。烫的方法与时间，不同的文献有不同的要求。

有的要求用手握住参捆的粗头，将参尾置于沸水中，顺锅转3圈（6～8秒钟），再解捆全部放入锅内，不断翻动，连续加火保持锅内水沸腾，经2～3分钟，至参根中部能捏去皮时，立即捞出，冷凉。有的要求先烫上、中部，再烫尾部，不断翻动使受热均匀，待能剥下皮时捞出转入冷水中冷却。有的则要求全部放入沸水中烫煮约10秒钟，并不断搅动，至参根中部能捏去皮为止，然后以冷水冷却。总之，虽然烫的时间长短不一致，但均以参根中部能捏去皮为原则。

烫的方法不同，先烫尾部者，认为去皮时先从尾部开始向根头处剥皮比较好剥，所以尾部烫的程度应该重。先烫头部者认为，头部直径大，耐热程度高，应该先烫，先烫哪个部位对于药材的质量影响不是很大，重要的是要掌握好烫煮的程度。一般认为北沙参药材的质量以质地紧密、色泽洁白者为佳。

此外，沸水烫可保持根部含有较多的淀粉，以此来保证药材质地紧密、色泽洁白。

（2）去皮研究　传统经验认为北沙参药材以"根条细长，均匀。色白，质坚实者为佳"。色白与质坚实与去皮和药材中的淀粉含量有密切关系。只有去皮，药材的外部色泽才能呈现白色，另外，淀粉含量越高，色泽越白、质地越坚实。因此北沙参药材传统质量要求是与其传统产地加工方法相吻合的。

去皮是北沙参产地加工过程中最为繁琐的一道工序，均是采用人工去皮，也是目前限制其生产发展的重要环节。资料考查，北沙参沸水烫后去皮的加工方法距今已有二三百年的生产加工历史，但去皮造成药材出干率明显下降。对于可溶性糖和淀粉含量来讲，去皮晒干与直接晒干相比，去皮在一定程度上也降低了可溶性糖的含量，但是淀粉含量有一定程度的提高。

去皮的原因和目的：一般认为，一是为了外观；二是减少气味；三是不易生虫。对内蒙古赤峰产北沙参进行了考察，发现去皮后药材易干燥，不易回潮，也不易生虫；去皮后北沙参外表黄白色，外观好看，像晒干的人参。

①认为去皮无必要的研究如下：对于北沙参药材的碳水化合物来讲，最有效用的成分是粗糖，去皮与否对水溶性多糖含量影响不大。徐华玲等[18]比较去皮与不去皮的北沙参加工品，粗多糖与葡萄糖含量以去皮加工的含量稍高，但无显

著性差异。

去皮与不去皮的加工品中，发现去皮加工之后的北沙参的总糖、可溶性糖、粗多糖含量稍高。研究表明，趁鲜剥下的北沙参栓皮的总糖含量高达77.9%。沸水烫后剥下的北沙参栓皮的总糖含量也高达55%以上，因此在北沙参的产地加工中可省去去皮这一繁琐的加工方法。

欧前胡素和异欧前胡素是北沙参解痉降压平喘镇静的主要有效成分。欧前胡素在根皮中的含量是药材中的73倍，是去皮品的24倍，是带根皮品的5倍；异欧前胡素在根皮中的含量分别是药材、去皮品、带根皮品的21倍、10倍和2倍。绝大部分的欧前胡素和异欧前胡素存在于北沙参的根皮中，在药材北沙参中含量甚微。屠鹏飞等的实验结果表明，保留根皮与去根皮之间的成分类别没有明显区别。因此，去皮并无太大实际意义，应引起重视。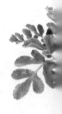

刘波[19]等采用去皮和不去皮2种方法加工北沙参，分别提取去皮北沙参中的粗多糖（GLP_1）和未去皮北沙参中的粗多糖（GLP_2）；制备阴虚小鼠模型，观察小鼠体质量变化，检测其脾脏抗体生成细胞（AFC）、迟发型超敏反应（DTH）和腹腔巨噬细胞吞噬百分率、吞噬指数等免疫指标。结果表明，GLP_1和GLP_2均可使阴虚小鼠体质量显著增加（$P<0.05$或$P<0.01$）；亦能显著促进阴虚小鼠脾脏抗体生产细胞的生成（$P<0.05$或$P<0.01$）；增强迟发型超敏反应（$P<0.01$）；对腹腔巨噬细胞的吞噬百分率和吞噬指数无明显影响（$P>0.05$）；且两种北沙参粗多糖各相同剂量组之间的作用无显著性差异（$P>0.05$）。即两种北沙参粗多糖GLP_1和GLP_2在增强机体免疫功能方面无

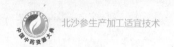

显著性差异，说明北沙参可以不去皮应用，为改进北沙参的传统加工方法提供了实验依据。

可以认为，北沙参加工中可省去去皮的加工方法，且北沙参不去皮，不仅能保持其中含有的化学成分基本不变，而且能减轻劳动强度和节省劳动时间。

②去皮对炔醇含量的影响：北沙参参皮的HPLC指纹图谱分析显示，参皮中含有药材北沙参的所有共有峰，且峰面积较大。参皮中法卡林二醇与人参炔醇的含量高于部分商品药材。未去皮北沙参中两种炔醇的含量均高于去皮北沙参。根据分析结果，认为北沙参的炮制加工工艺去除"脱皮"工序将更有利于保证药材质量[20]。

（3）干燥研究　剥皮后的北沙参应尽快干燥。有些文献对北沙参进行产地加工要求在晴天早上进行，目的就是争取在一天之内能使药材得以干燥。干燥的方法有晒干和烘干，在山东主产地多是采用烘干的方法。直接晒干与去皮晒干对成分的影响如下：

研究表明，直接晒干与去皮晒干北沙参挥发油成分具有明显差异，直接晒干北沙参挥发油以萜类和醛酮类化合物为主，去皮晒干北沙参挥发油中的萜类化合物相对含有量显著降低，直接晒干能够保留种类更多的化合物，更能保证北沙参药材质量[21]。

在样品中，经过沸水浸烫2～3分钟然后直接晒干的样品出干率最高，其次是直接去皮的晒干者。最高与最低之间相差12.04个百分点。由于沸水浸烫可破坏根部活组织，终止各种代谢活动，降低呼吸的损耗，而且切片后晒干，缩短了干燥的时间。

并且因呼吸消耗造成的损失也少，所以药材的出干率较高。而各种去皮加工降低了药材出干率，这是由直接损失造成的，烫后去皮的损失最大，但它们之间没有显著性差异。

经过沸水浸烫2～3分钟后去皮晒干的样品淀粉含量最高，可达51.91%，其次是切片晒干者，最低为直接晒干者，最高者是最低者的3.78倍。这进一步证明了北沙参药材的淀粉含量与组织失活的快慢有密切关系，失活越快，淀粉含量越高。

张永清[21]等通过研究发现直接晒干的样品中可溶性糖含量最高，其次是去皮晒干者，最低是去皮烫2～3分钟晒干者，最高者是最低者的2.34倍。直接晒干时，干燥的时间较长，干燥之前活组织仍然会继续进行各种代谢活动，使淀粉等多糖分解，从而导致可溶性糖含量较高。各种烫制加工均可以快速终止组织代谢活动，淀粉等多糖难以分解，所以药材中的可溶性糖含量较低，这与其他加工方法之间具有非常显著性的差异。

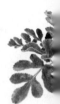

五、北沙参的炮制技术

北沙参炮制始于近代，《中药炮制经验集成》收载有切制、炒黄、蜜炙、米炒等炮制方法。现行，以切段生用为主。

1. 炮制方法

（1）北沙参　取原药材，除去杂质及残茎，抢水洗净，稍润，取出，切短段，干燥。

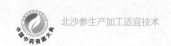

（2）炒北沙参　取净沙参段置锅内，文火炒至黄色或焦黄色，取出放凉。

（3）蜜北沙参　取炼蜜置锅内，加热煮沸，倒入净北沙参段，用文火炒至黄色，不黏手为度，取出放凉。每北沙参100kg，用炼蜜15kg。

（4）米炒北沙参　取净沙参段，将锅内先洒上水再撒米，米借水力黏在锅上，加热至冒烟时，加入沙参段，轻轻翻动，炒至表面变黄色，取出放凉。每北沙参100kg，用米10kg。

2. 北沙参饮片性状

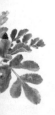

北沙参呈圆形短段，外表面淡黄白色，略粗糙，有纵皱纹及棕黄色点状支根痕，质脆，切面皮部黄白色，木部黄色，角质，气特异，味微苦。炒北沙参、米炒北沙参形如北沙参段，表面黄色，偶有焦斑。蜜北沙参表面黄色，略有黏性，有滋润感，味甜。

3. 炮制作用

北沙参性味甘、微苦，微寒。归肺、胃经。具有养阴清肺，益胃生津的功能。生品偏于养肺阴，润肺燥，生津液，用于肺热燥咳，劳嗽痰血，津伤口干。如治各种肺热咳嗽脓痰，咯血，衄血，哮喘的七味沙参汤。米炒增强补脾益胃之功，偏于和胃止泻。蜜炙北沙参补脾润肺，增强止咳化痰的功能，用于肺虚咳嗽。炒北沙参缓和药性，炒过不腻，适用于脾胃虚弱患者。

参考文献

［1］惠红，蒋宁，刘启新. 渐危植物珊瑚菜试管植株的培养［J］. 植物资源与环境，1996，5（4）：57–58.

［2］徐昭玺. 中草药种植技术指南［M］. 北京：中国农业出版社，2000：208.

［3］徐祝封，张钦德，李庆典，等. 北沙参道地产区种子生产、种苗培育现状调查与分析［J］. 山东中医药大学学报，2006，30（6）：493–496.

［4］李逢菊. 北沙参化学成分影响因素的研究［D］. 济南：山东中医药大学，2003.

［5］石俊英，张永清，张钦德，等. 追肥对北沙参药材质量的影响［J］. 山东中医药大学学报，2003，27（2）：152–154.

［6］许祖刚，王月福，赵长星. 施钾量对北沙参生长、产量和品质的影响［J］. 中国农学通报，2009，25（21）：217–219.

［7］侯玉双. 氮钾配施对北沙参品质和产量的影响及其生理基础研究［D］. 莱阳：莱阳农学院，2006.

［8］富钦安，辛国君，左常武，等. 莱阳沙参亩产500kg以上的高产优质高效栽培技术［J］. 农业科技通讯，2000，（2）：13.

［9］谭翠英，王铭伦，田明宝，等. 不同肥料配比对莱阳沙参产量和参根生长影响的研究［J］. 莱阳农学院学报，1997：14（2）：105–108.

［10］孙窗舒，郑侃，李伟，等. 磷钾肥配施对北沙参香豆素成分含量及产量的影响［J］. 中国中药杂志，2015，40（18）：3543–3548.

［11］李逢菊，王芝春，王兴珍. 地道产区土壤养分对北沙参化学成分的影响［J］. 山东医药，2015，55（8）：99–100.

［12］彭英，汤兴利，莫日江，等. 光、肥、水三因素对北沙参生长及生理特性的影响［J］. 农业科学与技术（英文版），2014（8）：1351–1355.

［13］苗晓燕，朱维红，张筱梅，等. 水杨酸、茉莉酸甲酯及超声波对北沙参愈伤组织生长及产香豆素的影响［J］. 食品科学，2016，37（9）：181–185.

［14］苗晓燕，何富强，张筱梅. 北沙参愈伤组织诱导及悬浮细胞培养研究［J］. 北方园艺，2014（6）：104–106.

［15］苗晓燕，王琳. 北沙参不定根诱导及悬浮培养研究［J］. 安徽农业科学，2015，12（12）：48–50.

［16］于燕莉，梁爱君，黄贤荣. 北沙参产地加工方法与活性成分研究进展［J］. 实用医药杂志，2013，30（3）：267–269.

［17］李逢菊，王芝春，王兴珍. 不同采挖期北沙参化学成分变化特点分析［J］. 山东医药，2014（42）：108–109.

［18］徐华玲，吕华瑛. 北沙参药材的质量标准研究［J］. 山东中医杂志，2012（10）：758–759.

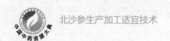
［19］刘波，刘咏梅，王金凤，等. 北沙参不去皮应用的实验研究［J］. 中药材，2010，33（7）：1140-1142.

［20］张样柏. 北沙参药材的质量控制与评价技术研究［D］. 青岛：中国海洋大学，2007.

［21］张永清，崔海燕，胡晶红. 去皮晒干对北沙参挥发油成分的影响［J］. 中成药，2013，35（5）：1030-1034.

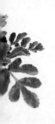

第4章

北沙参特色适宜技术

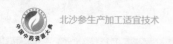

北沙参也是河北药材"祁八味"之一，河北北沙参蒸汽去皮产地加工方法为生产加工特色适宜技术，适宜于全国各地种植沙参区域。

一、仪器设备

0.5吨蒸馒头的蒸汽锅炉一台，笼屉底座2～3个，蒸汽锅炉通过2～3条蒸汽管道分别向笼屉底座中通蒸汽；笼屉（长90cm、宽90cm、高10cm）准备2～3个。

二、加工方法

（1）将采收的北沙参鲜品洗净，备用。

（2）采用2～3层笼屉，笼屉的规格为：长90cm、宽90cm、高10cm；每层笼屉摆放6kg北沙参鲜品；笼屉置于笼屉底座上，盖好盖子后，采用蒸汽锅炉向笼屉底座中通蒸汽，蒸北沙参2分钟，蒸汽温度105℃；稍等1分钟即可出锅。

（3）北沙参剥皮处理　采用蒸汽蒸北沙参鲜品，不仅蒸的速度快，而且大小根条上下蒸的比较均匀，北沙参深入表皮2～3mm，接近成熟变软，去皮非常容易。因此，本方法省工省力、方便快捷，可显著提高加工效率。

三、技术要点

（1）北沙参的鲜品按药典规定必须趁鲜去掉表皮，而后晒干入药。用种子种植的北沙参生长1年后，于10月份前后进行采挖，采挖时去掉茎叶，顺垄将根刨出，去

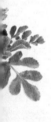

掉泥土洗净根茎，按粗细分级，以参尾对齐，整成小把。传统的北沙参鲜品去皮加工方法是用大锅盛水，待水烧开后，先将北沙参鲜品尾部放入沸水锅内转三圈，再全部放入锅内，上下翻动，7～10分钟后等水再开上来时立即捞出，放入冷水中，随后剥皮晒干入药。这种大锅煮根烫皮、人工去皮的北沙参鲜品去皮方法在一般情况下，每锅（七硬锅）煮烫数量10～15kg，每小时煮烫数量平均按12.5kg计，三锅共计约37.5kg，每天按8小时工作时间，日可加工300kg。传统方法耗时、费工且速度慢，出品率低，而采用北沙参鲜品去皮产地加工的方法具有速度快、效率高等优点，且非常适用于我国的北沙参鲜品去皮及多种中药材鲜品的去皮加工。

（2）笼屉最宜放置2～3层，笼屉过多，蒸气分布不均匀，下层笼屉的容易成熟变软，而上层笼屉内效果较差，蒸熟的程度不匀，导致表皮不易剥落，剥皮不均匀。

（3）蒸煮的时间和温度要掌控好，本技术采用蒸汽锅炉向笼屉底座中通蒸汽，蒸北沙参2分钟，蒸汽温度105℃，关火后稍闷1分钟出锅即可。温度过高且蒸煮的时间过长，容易造成北沙参颜色变深，且成熟深度达4～5mm，成熟度较大，剥皮时很多内部肉质部分也被剥了下来。

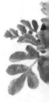

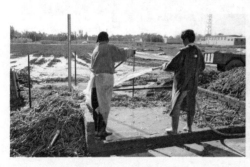
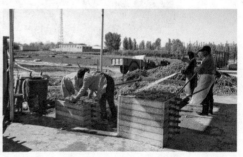

图4-1　北沙参清洗　　　　　　　　图4-2　北沙参装屉

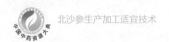
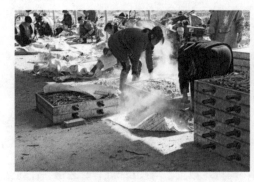

图4-3　北沙参蒸煮

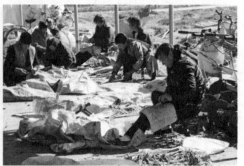

图4-4　北沙参去皮

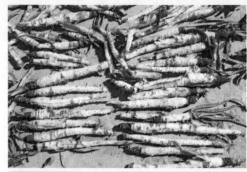

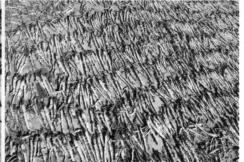

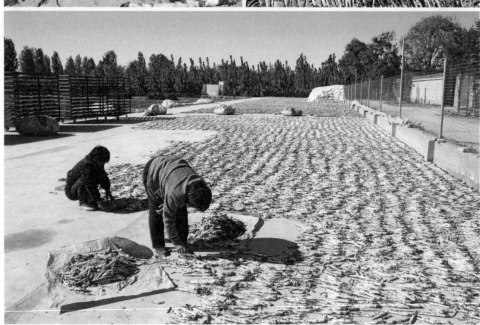

图4-5　北沙参晾晒

第5章

北沙参药材质量评价

一、本草考证与道地沿革

北沙参因产地不同，商品药材有不同的别名。例如山东莱阳产的称"莱阳参"，莱阳胡城村产的习称"莱胡参"最为著名；内蒙古、河北、吉林等产者叫"北沙参"；辽宁产的称"辽沙参"；银川地区生产的叫"银沙参"；浙江、福建、广东等沿海地区生产的又称"海沙参"。

曹炳章增订的《增订伪药条辨》对北沙参的产地、质量做了较详细地描述："又有南沙参，皮极粗，条大味辣，性味与北产相反。按北沙参，色白条小而结实，气味苦中带甘。北沙参，山东日照县、故墩县、莱阳县、海南县俱出。海南出者，条细质坚，皮光洁色白，鲜活润泽为最佳。莱阳出者，质略松，皮略糙，白黄色，亦佳。日照、故墩出者，条粗质松，皮糙黄色者次。关东出者，粗松质硬，皮糙呆黄色，更次。其他台湾、福建、湖广出者，粗大松糙，为最次，不入药用。"

北沙参现在主要产地有三个，山东莱阳、内蒙古赤峰和河北安国。

1. 山东莱阳

《药物出产辨》载"北沙参产山东莱阳"。《中药志》称："北沙参主产东莱阳、文登等地，其中以莱阳胡城村所产者最为著名。"

北沙参为山东"道地"药材。北沙参在莱阳已有百余年的栽培历史，由于得天独厚的自然资源、悠久的栽培历史、传统的栽培加工技术，使得山东莱阳成为道地产区，"莱阳沙参""莱胡参"驰名中外。

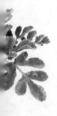

　　道地产区莱阳市位于胶东半岛中部，地处北温带东亚季风区，属大陆季风性半潮湿性气候，光照充足，四季分明。春季风多易旱，夏季炎热多雨，秋季昼暖夜凉，冬季寒冷干燥。市区平均气温为11.2℃，年均最高气温为17.6℃，最低气温为6.0℃，极端最高气温为38.9℃，极端最低气温为–24℃，市境气温变化最大年较差为29.1℃，日较差为11.6℃。

　　年均降雨量为736mm，降水分布，四季不均，夏季最多，平均达450mm，冬季最少，雨、雪合计降水量不足30mm，春季平均降雨量约为100mm，秋季降雨量约为150mm。相对湿度，年均为73%，最大为88%，最小为1%。

　　霜期一般始于10月14日，终于次年4月24日，无霜期173天。季风明显，冬季盛行西北风，夏季盛行东南风，全年以西北风多，平均风速2.7m/s，平均最大风速为32.0m/s。因受胶东脊背地形影响，地势由北向南倾斜，河流多为北源南流，北部、东部、中部、东南部、西南部均有互不相连的低山丘陵群，沿河地带及山群之间形成互不连片的河谷平原和山间盆地平原。因地处温暖带湿润气候区，土壤以棕壤为主。沿五龙河系两岸，因受地下水影响，则发育为潮土类，其沉积层次分明，但砂性偏大。

　　莱阳沙参主要产于五龙河及其支流蚬河、清水河、富水河、墨水河沿岸的姜疃、岚子、大介、高格庄、穴坊、羊郡等乡镇，万第、山前店、沐浴店、赤山、照旺庄等乡镇也有种植。其中，地处五龙河岸的高格庄乡的胡城和穴坊镇的西富山两个邻村因具有大片土层厚的淤砂性土地，自然条件独厚，所产北沙参最为著名。

山东莱阳是传统的老产区，种植莱阳沙参已有500多年的历史，莱阳沙参俗称"一炷香"，条细长，皮黄白，纹理细嫩，气味微香，但产量较低，价格略高，主要销于上海、广州以及出口东南亚各国。近年来，由于山东其他经济作物发展较快，北沙参种植优势不明显。

2. 赤峰喀喇沁旗牛家营子镇

赤峰市喀喇沁旗牛家营子镇是全国八大药材生产基地之一，也是国内知名的北沙参种植基地，北沙参产量占全国总产量的2/3。1999年10月被国家科技部列为中药材现代化研究与产业开发专项研究基地之一，同年12月被国家特产委员会命名为"中国北沙参、桔梗之乡"。

喀喇沁旗牛家营子镇位于市区南部、喀喇沁旗东北部，地处锡伯河下游河谷平川区，距赤峰市城区18km，自然地理条件优越。镇政府所在地位于镇城北部，地理坐标为北纬41°07′，东经118°47′。镇区中心海拔高度约为654m。全镇南北长37km，东西宽31km，总面积354km^2。耕地面积11.5万亩，其中水浇地约8万亩。

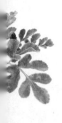

牛家营子镇地区土壤属华北褐土带向北延伸，主要是砂性壤土，土质肥沃，耕层深厚，土壤有机质含量1%左右，含氮0.05%～0.075%，含磷3～5mg/kg。气候特点属于中温带内陆季风性气候，以多大风、少雨雪为特征；冬季严寒、少雪、多西北风；夏季雨量集中，多西南风；年平均气温6.7℃，最冷在1月份，平均气温-11.7℃，最热在7月份，平均气温23℃；年平均降水量370mm，雨季集中在七、八月份；无霜

期135～145天；年有效积温2900～3000℃，年照射数在3000小时左右。

地产北沙参产量占全国2/3左右，质量上乘，并以色白、条长、味纯正誉满全国，主要销往广东清平，河北承德、安国，安徽亳州，四川荷花池，广西玉林，河南禹州、舜王城等省市各大药市，远销香港、东南亚。由于它特殊砂壤土质和光照时间长，昼夜温差大等得天独厚的天然气候条件，适宜北沙参的生长，加之药农精心管理，以其条长无杈，皮白细嫩等特点质量优于安国的北沙参，其市价略高，主销于广州、上海以及海外。

3. 河北安国

在改革开放以前，土地没有承包到户时，安国药农就有在自留地种植北沙参的习惯，作为一种传统的经济作物，一直延续发展至今。安国北沙参的特点是短而粗、形如笔、外皮比较粗糙，但其产量大，价格低，主要销于国内，用于饮片加工及药厂投料等，只有少部分用于出口。

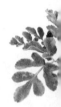

二、药典标准

药典规定北沙参为伞形科植物珊瑚菜*Glehnia littoralis* Fr. Schmidt ex Miq.的干燥根。夏、秋二季采挖，除去须根，洗净，稍晾，置沸水中烫后，除去外皮，干燥。或洗净直接干燥。

1. 性状

呈细长圆柱形，偶有分枝，长15～45cm，直径0.4～1.2cm。表面淡黄白色，略粗糙，偶有残存外皮，不去外皮的表面黄棕色。全体有细纵皱纹和纵沟，并有棕黄色点状细根痕；顶端常留有黄棕色根茎残基；上端稍细，中部略粗，下部渐细。质脆，易折断，断面皮部浅黄白色，木部黄色。气特异，味微甘。

2. 鉴别

横切面：栓内层为数列薄壁细胞，有分泌道散在。不去外皮者可见木栓层。韧皮部宽广，射线明显；外侧筛管群颓废作条状；分泌道散在，直径20～65μm，内含黄棕色分泌物，周围分泌细胞5～8个。形成层成环。木质部射线宽2～5列细胞；导管大多成"V"形排列；薄壁细胞含糊化淀粉粒。

三、质量评价

（一）北沙参的真伪鉴定

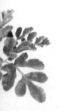

沙参古代无南北之分，明代前所用的沙参均为桔梗科沙参属植物的根，即今之南沙参，北沙参系后起的药材。明代时，倪朱谟在《本草汇言》中始见"真北沙参"之名。蒋仪在《药镜》中首以北沙参立条。清代，张璐在《本经逢原》则谓沙参有南北之分，云："北产者质坚性寒，南产者体虚力微。"对两种沙参质地及药性作了简要的概述[16]。今药典规定北沙参为伞形科植物珊瑚菜*Glehnia littoralis* Fr. Schmidt ex Miq.的干燥根。

北沙参饮片为类圆形厚片或圆柱形中段。外表皮淡黄白色，略粗糙，有纵皱纹及棕黄色点状细根痕。切面皮部黄白色，木部黄色。质脆。气特异，味微甘。

1．北沙参显微鉴定

（1）组织构造 去皮的根可见木栓层，厚2～11列细胞，外侧有些部位脱落或破裂，木栓细胞长方形，长17～99μm，宽3～21μm。皮层厚2～13列细胞，由薄壁细胞和分泌道组成；薄壁细胞类长方形、类椭圆形、类棱形，长34～224μm，宽7～45μm，充满淀粉粒，有些可见纹孔；分泌道扁圆形，排列成环状，由3～8个分泌细胞围成，长径69～200μm，短径40～56μm，有的2个分泌道联合在一起，甚至中间破裂而成一个大分泌道。韧皮部由筛管群、薄壁细胞、韧皮射线、分泌道组成；薄壁细胞含淀粉粒，外侧淀粉粒大，向内变小；射线宽1～2列细胞，向外朝同一方向弯曲，并扩大成喇叭状，多破裂，靠近栓内层的有些薄壁细胞也破裂而形成较大的裂隙；分泌道裂生性，由4～10个分泌细胞组成，圆形，直径24～135μm，由外向内渐小，分泌细胞中含黄色分泌物。形成层区明显，由1～3列扁平细胞组成。木质部由导管、木薄壁细胞、木射线组成；木射线宽1～3列细胞，有些部位不明显；木薄壁细胞中充满淀粉粒，向内侧淀粉粒直径增大；导管多角形，多数个相连，少单个，直径15～109μm，壁厚2～7μm；初生木质部二原形。

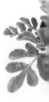

不同部位组织特征有一定的变化，淀粉粒以中部为多，直径较大，向上和向下，淀粉粒都减少，直径变小；根茎附近及根茎部位可见较多的封闭组织，即皮层或中柱部位有环状木栓层，中间常有导管，有些导管特别是封闭组织中的导管穿孔板呈筛状。

（2）粉末特征 粉末黄白色。导管较多，主要为网纹导管，稀螺纹导管，直径17～86μm，导管分子长138～276μm，壁厚2～7μm，网纹导管网孔长而宽；分泌道多见，分泌细胞及分泌道中含黄色分泌物，有些分泌道中可见条节状金黄色分泌物，直径9～69μm；木栓细胞表面观类方形、类长方形，长34～61μm，宽10～50μm，垂周壁垂直或略弯曲；射线碎片常见，高4～6列细胞，宽1～2列，射线细胞类长方形，与薄壁细胞垂直。

加工后的药材淀粉粒多糊化，呈不规则团块状，未加工的药材淀粉粒极多，多单粒，稀复粒或半复粒，单粒圆形、类圆形。直径2～22μm，脐点明显，多点状，稀"一"字状、飞燕状。

2. 易混淆品种

（1）迷果芹　为伞形科植物迷果芹*Sphallerocarpus gracilis*的干燥根。本品呈长圆柱形。长8～20cm，直径0.5～2cm。表面黄白色，可见残留的深黄棕色外皮，根头顶端钝圆，可见茎残基，其四周有紫棕色鳞叶残基环绕，颈部具密集环纹，体部有明显纵皱纹和横长皮孔样突起。质硬，易折断，断面乳白色。气微，具胡萝卜样香气，味淡、微甜。

（2）硬阿魏　为伞形科植物硬阿魏*Ferula bungeana*的干燥根，主产河北、山西。形状与北沙参极相似，较北沙参长而粗。除去外皮者呈淡黄色，有细纵皱纹，点状皮孔样瘢痕及须根痕。体轻，质脆，气微，味淡。曾发现此品伪充北沙参。

（3）田贡蒿　为伞形科植物田贡蒿*Carum buriaticum* Turcz的干燥根。又名野胡萝卜、马缨子，分布于东北、华北、西北等地。其根呈圆柱形，略弯曲，长10～30cm，根头部具有凹陷茎痕，除去外皮，表面呈黄白色，显粗糙，有纵皱纹及根痕，质硬脆，易折断。断面皮层呈土黄色，木质部呈黄白色，气微，味甘微苦。

（二）北沙参的规格等级

一等干货。呈细长圆柱形，去净栓皮。表面黄白色。质坚而脆。断面皮部淡黄白色，有黄色木质心。微有香气，味微甘。条长36cm，上中部直径1.0cm以上。无芦头、细尾须、油条、虫蛀、霉变。

二等：圆柱形，偶有分枝，条长25～35cm，直径0.6～1.0cm，表面黄白色或黄棕色，质脆，易折断，断面皮部浅黄白色，木部黄色。

三等：根圆柱形，分枝较多，条长25cm以下，直径0.6cm以下，表面黄棕色，质脆，易折断，断面皮部浅黄白色，木部黄色。

（三）北沙参现代质量评价研究

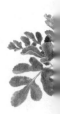

作为传统中药，北沙参在临床上广泛使用，为市场上常用中药品种。北沙参主要含香豆素类和糖类化学成分，其他还有挥发油、生物碱、磷脂、氨基酸、微量元素等。但目前为止，北沙参药材在《中国药典》2015年版中依然没有给出合适的用于质量控制的含量测定项，仅有性状鉴别和显微鉴别内容。

研究人员都在为北沙参的质量控制指标成分进行深入的研究。早期的研究表明北沙参的主要有效成分集中于多糖类及香豆素类成分，有研究表明北沙参药材中粗多糖的含量在30%以上，有的品种可达到50%以上；而香豆素类化合物虽然分离得到的成分不少，但含量都很低，比如其中含量较高的欧前胡素约0.02%（带皮药材）或0.005%（去皮药材），异欧前胡素约0.005%（带皮药材）或0.0014%（去皮药材），而

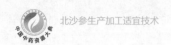

市场上流通的北沙参药材的含量还要低1～3倍。

李宝国等[1]应用HPLC法测定了不同产地北沙参药材中香豆素的含量，结果含量最高的莱阳胡城产的北沙参的欧前胡素含量也只有0.0017%，异欧前胡素0.0015%，这么低的含量即使其药理作用与本品的功能主治有关，也不能轻易作为本品的质量控制的指标成分，更何况此成分在很多的药材诸如白芷、前胡中均含有，且含量远比北沙参大得多。

另外，平晓秋[2]应用TLCS法测定了北沙参的聚炔主成分法卡林二醇，并对未去皮北沙参与去皮北沙参进行含量比较，结果发现，经浸烫后法卡林二醇的含量降低。未去皮的北沙参含量约为0.1458%，而去皮北沙参的含量约为0.007%。此成分从含量上讲用于质量控制的指标成分是可行的，但它药理活性主要集中于抗菌、抗血小板凝集、抗癌止痛等方面，与北沙参的功能主治相去甚远，作为含量测定成分也需要进一步的研究才行。

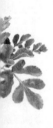

而多糖类成分虽然含量较高，但由于并非单一成分且测定困难，误差大，将其作为质量控制的指标成分也存在困难。

文献中对北沙参成分的定量分析多集中于欧前胡素、异欧前胡素、腺苷、法卡林二醇成分的含量测定。

1. 含量测定方法研究

（1）香豆素类成分的含量测定　郑旭光[3]建立了河北道地药材北沙参的HPLC指纹图谱和香豆素类成分（补骨脂素、花椒毒素、佛手柑内酯、欧前胡素、cnidilin

和异欧前胡素）含量测定，分别对梯度洗脱条件、样品提取制备方法和图谱的精密度、稳定性、重复性等进行了考察，对河北道地药材和不同产地饮片药材进行了研究。研究结果表明，不同产地饮片药材与河北道地药材存在相当大的差异。通过实验所得数据结果可以有效地反映不同批次以及不同加工方法的北沙参的质量差异，为保证中药的质量提供了良好的质量控制方法，为阐明北沙参药材的药效物质基础提供了有效的方法。

李德强[4]等用加压溶剂提取和高效液相色谱法能快速、有效地分析北沙参中6种香豆素类（补骨脂素、花椒毒素、佛手柑内酯、欧前胡素、cnidilin和异欧前胡素分）成分，方法准确可靠，重复性好，结果稳定，可作为该药材质量控制的方法。

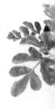

刘曼[5]建立同时分离、测定北沙参中补骨脂素、花椒毒素、异茴芹内酯、佛手柑内酯和东莨菪内酯5种香豆素类成分的胶束电动毛细管电泳法，并用于北沙参药材分析。实验结果表明，补骨脂素、花椒毒素、异茴芹内酯、佛手柑内酯和东莨菪内酯在7分钟内全部分离，线性范围分别为9.91～82.6、37.2～162、2.23～18.6、2.73～22.3和2.89～20.1μg/ml，平均回收率分别为98.9%，98.4%，101.3%，99.1%和98.0%。该方法简便、快速、灵敏、准确，为北沙参药材的质量评价提供了新的手段。此外，建立同时测定大鼠尿和胆汁中9种香豆素类成分含量的HPLC-MS方法，用于排泄研究。冯子晋建立同时测定北沙参中香豆素及聚炔类成分含量的方法，结果表明，本方法快速、准确、重复性好，可用于北沙参中香豆素及聚炔类成分的含量测定。

李宝国[1]建立了HPLC法同时测定北沙参不同部位中3种香豆素的含量，补骨脂素在 0.043～1.72μg（r=0.9999），欧前胡素在0.033～1.32μg（r=0.9999），异欧前胡素在0.030～1.20μg（r=0.9998）内线性关系良好；补骨脂素、欧前胡素和异欧前胡素平均回收率分别为97.59%、98.23%、96.94%，RSD 分别为 1.16%、1.36%、0.98%。结论：北沙参不同部位中 3种香豆素含量存在明显差异，补骨脂素、欧前胡素和异欧前胡素以北沙参栓皮中含量最高，木质部中含量最低，带芦头北沙参的香豆素总量明显高于去芦头的北沙参药材。其中3种香豆素的总量，北沙参栓皮是沸水烫去皮北沙参的76倍，要保留较多的香豆素类成分，产地加工以保留栓皮为宜。

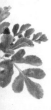

此外，北沙参中香豆素类的检测方法主要为高效液相色谱法、胶束电动毛细管电泳法等。张薇利用高效液相色谱—串联质谱法，成功实现了北沙参中佛手柑内酯、花椒毒酚的分离和检测，建立了北沙参中这两种香豆素化合物同时检测的新方法[6]。

（2）北沙参粗多糖的含量测定　商晓慧[7]建立了北沙参多糖提取工艺及检测不同批次药材中多糖的含量的方法，研究发现不同产地多糖的含量范围在217.226～852.146mg/g，其中河北安国的北沙参样品多糖含量较高。

（3）炔醇类化合物含量测定　张样柏[8]建立了同时测定北沙参中两种炔醇成分法卡林二醇和人参炔醇的HPLC定量测定方法。方法分离度好，具有较好的精密度和重现性。所测成分法卡林二醇与人参炔醇为药材北沙参的有效成分之一。本方法可作为药材北沙参的初步质量控制标准。利用所建立的同时测定法卡林二醇和人参炔醇的方法，对收集到的23批北沙参药材进行了比较分析，结果表明，不同来源的北沙参药材质量差异较大。

2. 北沙参的指纹图谱研究

张样柏[8]首次通过23批来源差异较大的商品北沙参、栽培北沙参和野生北沙参建立北沙参的HPLC指纹图谱，包含10个共有峰，指认了其中2个炔醇类指标成分。所建立的指纹图谱符合指纹图谱研究技术规范，并建立了同时测定北沙参中两种炔醇的HPLC含量测定方法。此外，利用所建立的HPLC指纹图谱和炔醇含量测定方法，对野生、商品和栽培北沙参进行了比较分析，所建立的方法可作为中药北沙参的初步质量控制标准。首次利用所建立的HPLC指纹图谱和炔醇含量测定方法，探讨了药材北沙参的炮制加工问题，从有效成分角度，提出北沙参炮制加工中应去除"去皮"工艺。研究结果可为北沙参的加工炮制方法改进提供科学依据。

李宝国[9]利用HPLC定量分析、TLC–UV定量分析、糖类成分分析、氨基酸分析、浸出物分析、灰分分析、水分分析等现代化学定性定量分析技术，以及蛋白质PAGE指纹图谱、过氧化物同工酶PAGE指纹图谱、HPLC指纹图谱等现代中药质量控制关键技术，对北沙参的不同种质资源、不同追肥、不同采收期、不同加工方法、不同贮藏期、不同产地等进行了系统研究分析，对它们的化学成分进行了定性定量分析研究，同时进行了指纹图谱关键技术研究。将化学定性定量分析、化学指纹图谱分析和生物指纹图谱分析相互结合、相互印证，较全面系统地反映了中药的内在质量，客观地对北沙参质量控制关键技术和评价指标进行了系统研究。

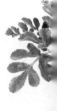

刘静[10]等利用统一的方法获得了反映北沙参整体特征的特征提取物。应用超导脉冲傅里叶变换核磁共振波谱仪测定了不同产地北沙参特征提取物的C^{13}核磁共振指纹图谱，并采用向量夹角余弦法计算了该指纹图谱的相似度。研究结果表明，不同北沙参提取物的C^{13}核磁共振指纹图谱显示北沙参包含多种成分的共振峰，其特征有效成分的特征共振峰有很高的重现性和较高的特征性。通过北沙参提取物的C^{13}核磁共振指纹图谱及其特征区域的共振峰的有效结合，可以作为北沙参真伪鉴别的依据。通过色谱条件的优化和系统适应性试验，以10批药材为样本，建立了北沙参的HPLC指纹图谱。指纹图谱中包含10个共有峰，通过与对照品对照，2个共有峰被指认，非共有峰面积小于10%，符合指纹图谱技术要求。

郑旭光[11]建立了河北道地药材北沙参的共有模式，标定了17个共有峰，并指认了5个色谱峰（11号补骨脂素、12号花椒毒素，13号佛手柑内酯、15号欧前胡素和16号异欧前胡素），其成分均为呋喃香豆素类。对13批道地药材进行相似度评价，结果表明13批药材的相似度在90%以上，各样品间整体出峰相似，说明目前河北产北沙参药材的化学组成一致性较好，质量比较稳定。

3. 北沙参的薄层色谱研究

苏星[12]等以法卡林二醇、东莨菪素、伞形花内酯、异欧前胡素为对照品，采用薄层色谱法对10批不同采集地的北沙参商品药材及3批山东莱阳北沙参药材进行定性鉴别，由轮廓扫描图发现13批北沙参药材有8个主要峰，其中4个为法卡林二醇、东莨菪素、伞形花内酯、异欧前胡素，并且山东莱阳产北沙参中4个化合物的含量均高于其他10批商品药材，研究表明薄层色谱法稳定、简便可行，可用于北沙参的真伪鉴别及质量控制。

4. 北沙参的红外光谱研究

红外光谱法是鉴别化合物和确定物质结构的常用手段之一，在药物分析中，以红外光谱具有的指纹特征作为药物鉴定的依据是各国药典共同采用的方法。周容[13]等对北沙参进行了研究，发现其红外光谱中，在1157cm^{-1}，1104cm^{-1}，1079cm^{-1}，1020cm^{-1}出现强吸收峰，为淀粉的吸收峰，在1743cm^{-1}出现明显的酯类吸收峰，可能是香豆素类化合物（内酯羰基）产生的吸收峰。

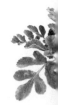

参考文献

［1］李宝国，石俊英. HPLC法同时测定北沙参不同部位中3种香豆素的含量［J］. 山东中医药大学学报，2005，29（5）：383-384.

［2］平晓秋. 北沙参中法卡林二醇的含量测定［J］. 辽宁中医杂志，2003，30（7）：579-580.

［3］郑旭光. 河北道地药材白芷和北沙参质量控制及白芷香豆素类成分的药动学研究［D］. 河北医科大学，2009.

［4］李德强，肖媛媛，戴荣源，等. 加压溶剂提取-HPLC法测北沙参中6种香豆素类化合物［J］. 中国临床药理学杂志，2015（24）：2433-2436.

［5］刘曼. 北沙参体内外香豆素成分与其代谢物研究及抗脑衰胶囊质量控制方法研究［D］. 河北医科大学，2011.

［6］冯子晋，卢小玲，张建鹏，等. 北沙参中香豆素类与聚炔类成分的含量测定研究［J］. 中国海洋药物，2014，33（3）：20-26.

［7］商晓慧，曲晨龙，冯子晋，等. 北沙参多糖的含量测定研究［C］// 中国药学大会暨第十四届中国药师

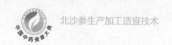

周论文集. 2014.

[8] 张祥柏. 北沙参药材的质量控制与评价技术研究 [D]. 青岛：中国海洋大学，2007.

[9] 李宝国. 北沙参质量控制关键技术和评价标准研究 [D]. 济南：山东中医药大学，2005.

[10] 刘静, Dan Staerk, 孙庆雷, 等. 北沙参的碳-13核磁共振指纹图谱研究 [J]. 山东科学，2012，25（2）：26-29.

[11] 郑旭光, 陈钟, 项峰, 等. 河北道地药材北沙参HPLC-PDA指纹图谱研究 [J]. 药物分析杂志，2011，31（9）：1683-1688.

[12] 苏星, 李相坤, 吴弢, 等. 北沙参药材的薄层色谱指纹图谱研究 [J]. 中药材，2012，35（2）：210-213.

[13] 周容, 周群, 孙素琴. 人参及其伪品北沙参、桔梗和峨参的红外"指纹"特征 [J]. 现代仪器与医疗，2003，9（4）：27-28.

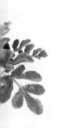

第6章

北沙参现代研究与应用

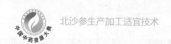

一、化学成分

现代化学研究表明，北沙参主要含香豆素类、聚炔类、糖苷、挥发油等化学成分。另外，还含有氨基酸、微量元素等。北沙参根和全草均含挥发油，根中还含三萜酸、豆甾醇、谷甾醇、腺苷、尿苷和淀粉等[1-3]。

（一）化合物类型

1. 香豆素及其苷类

香豆素类是北沙参的主要成分，其母核结构主要为6,7位不成环的香豆素及6,7位成环的线形香豆素，香豆素苷主要为葡萄糖苷和龙胆二糖苷[1]。目前发现的香豆素主要有补骨酯素（psoralen）、花椒毒素（xanthotoxin）、花椒毒酚（xanthotoxol）、异茴芹内酯（isopimpinellin）、东莨菪内酯（pureonebio）、佛手素（bergaptin）、佛手柑内酯（bergaten）、marmesin、异欧前胡素（isoimperatorin）、欧前胡素（imperatorin）、别异欧前胡素（alloisoimperatorin）、紫花前胡苷（nodakenin）等；香豆素苷主要有（R）-前胡醇3′-O-β-D-吡喃葡糖苷（（R）-peucedanol-3′-O-β-D-glucopyranoside）、（S）-前胡醇7-O-β-D-吡喃葡糖苷（（S）-peucedanol-7-O-β-D-glucopyranoside）、印度榅桲（marmersinin）等[4-6]。

2. 聚炔类

聚炔类为脂溶性化合物，也是北沙参的主要成分。主要有法卡林二醇（falcarindiol）、人参醇（panaxynol）、（8E）十七碳-1,8-二烯-4,6-二炔-3,10-二醇

（（8E）-1,8-heptadecadiene-4,6-diyne-3,10-diol）等[7-9]。

3. 木脂素类

原忠等学者[10]从珊瑚菜的地下部分（即药材北沙参）中分离得到26个化合物，首次报道4个新化合物：giehlinosides A和giehlinosides B为木脂素糖苷化合物；giehlinoside C为新8-O-4'型异木脂素类；14-［β-D-apiofuranosyl-（1→6）-β-D-glucopyranosyloxyl-3-methoxypropiophenone为新的苯丙素苷类化合物。（-）-secoisolariciresinol 和橙皮素A（citrusin A）为首次分到的已知木脂素类化合物。

4. 黄酮等酚酸类化合物

原忠等[10]等从北沙参的正丁醇萃取部分首次分离得到黄酮类化合物，槲皮素（quercetin）、异槲皮素（isoquercetin）和芦丁（rutin）；通过DPPH自由基清除作用的测定，显示这3个化合物以及绿原酸、咖啡酸化合物是北沙参生药主要的抗氧化成分。

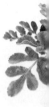

酚酸类在北沙参水溶性部分中含量丰富，主要有香草酸（vanillic acid）、水杨酸（salicylic acid）、阿魏酸（ferulicacid）、咖啡酸（caffeic acid）、绿原酸（chlorogenic acid）、丁香苷（syringin）、香草酸4-O-β-D-吡喃糖苷（vanillicacid 4-O-β-D-glucopyranoside）[9-11]。

5. 单萜类

Kitajima[12]等从日本产的北沙参的根和根茎甲醇提取物中分离得到5个新的单萜苷类化合物，结构分别鉴定为（-）-angelicoidenol 2-O-β-D-apiofuranosyl-

（1→6）–β–D–glucopyranoside，（2R,6S）–bornane–2,6–diol 2–O–β–D–apiofuranosyl–

（1→6）–β–D–glucopyranoside，（2R）–bornane–2,9–diol 2–O–β–D–apiofuranosyl–

（1→6）–β–D–glucopyranoside，（4R）–p–menth–1–ene–7,8–diol 8–O–β–D–

apiofuranosyl–（1→6）–β–D–glucopyranosides和（4S）–p–menth–1–ene–7,8–diol

8–O–β–D–apiofuranosyl–（1→6）–β–D–glucopyranosides。

6. 糖苷类

北沙参中含有多种糖苷，如腺苷、芸香苷、尿苷等。原忠[13]等从北沙参乙

醇提取物的正丁醇萃取部分首次分离得到苄基β–D–apiofuranosyl–（1→6）–β–D–

glucopyranoside（benzyl β –Dapiofuranosyl–（1→6）–β–D–glucopyranoside）和烷基

化糖苷正丁醇α–D–fructofuranoside（n–butyl–α–D–fructofuranoside）。

7. 挥发油

珊瑚菜的挥发油存在于其分泌道中。廖华军[14]等采用水蒸气蒸馏法提取北沙

参挥发油，提取物得率为0.063%。用气相色谱–质谱联用法分析鉴定了21个化合物，

占挥发油总量的90%以上；其中相对含量较高的组分为α–蒎烯（36.51%）、β–蒎烯

（15.21%），其次是1–甲基–2–异丙基–苯酚（4.01%）、3–蒈烯（5.88%）、d–柠檬烯

（3.87%）、（Z）–9–十八烯酸甲酯（3.37%）等化合物。

8. 其他

北沙参中含有植物中普遍存在的甾醇类化合物，如豆甾醇（stigmasterol）、豆甾

醇3–O–β–D–吡喃葡糖苷（stigmasterol 3–O–β–D–glucopyranoside）和脂肪酸类化合

物，如亚麻酸（linoleic acid）等。

报道表明北沙参中的可溶性糖、淀粉、水溶性粗多糖及可溶性蛋白质的含量分别达到14.96%、22.07%、24.49%和3.63%，以水溶性粗多糖的含量最高；北沙参的粗多糖为可溶于水的淡黄色粉状物，经超离心和层析后，得到可溶于水的白色粉状物，为分子量分别是7000和7900的 α（1→4）糖苷键连接的直链葡聚糖[15、16]。

北沙参中至少含有17种氨基酸，其中总氨基酸含量达到32.34%，必需氨基酸含量为3.87%，精氨酸的含量最高，占总氨基酸含量的65.44%。许德成[17]等用等离子发射光谱法测定了北沙参中的18种微量元素，研究表明，带根皮的全参在根皮部对某些元素有富集作用，特别是钙、钾、钠、磷、铁、铬等，其中，磷和钾的含量较高。

许益民[18]等发现北沙参含有磷脂类成分，经测定其总磷脂含量约在380～450mg/100g之间，是南沙参含量的2.5～3.2倍。磷脂对维持生物膜结构的完整与能，以及对人体的生理功能有重要意义，可能是北沙参补益功效的重要物质基础之一，北沙参总磷脂含量高于南沙参，这也是北沙参补益功效胜于南沙参的重要原因。

（二）化学成分的分布规律[19]

1. 化学成分在根中的纵向分布规律

根茎部的可溶性糖、淀粉与水溶性粗多糖的含量均相对较低。对于可溶性糖来讲，由根上部至下部呈逐渐递减趋势，各部位之间均有极显著性差异；淀粉含量以根中部最高，其次是根上部，根下部最低，根中部及上部与下部之间具有显著性差

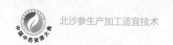

异；水溶性粗多糖的含量变化趋势恰与可溶性糖的变化趋势相反，但相互之间没有显著性差异。

根茎中的可溶性蛋白质含量最高，与根的其他部位具有极显著性差异。从根上部至根下部，可溶性蛋白质的含量呈现出逐渐提高的趋势，但相互之间没有显著性差异。

根茎中的各种氨基酸含量相对于根的其他部位来讲，一般均表现出较高的含量。从根上部至下部含量表现出逐渐升高趋势的氨基酸有鸟氨酸，含量表现出逐渐降低趋势的氨基酸有门冬氨酸、胱氨酸、缬氨酸、异亮氨酸、亮氨酸、酪氨酸、苯丙氨酸、赖氨酸及精氨酸，其他氨基酸的含量变化不规则。其总氨基酸含量与非必需氨基酸含量从根茎部至根下部是不断降低的，根茎中必需氨基酸的含量低于根上部，但高于根中部与根下部，根上部至根下部必需氨基酸的含量也呈现出不断降低的趋势。

2. 化学成分在根中的横向分布规律

可溶性糖含量与水溶性粗多糖含量由根的外皮向内呈现出逐步升高的趋势，以木质部的含量最高，淀粉含量以韧皮部较高，但除皮部与木质部可溶性糖含量之间具有显著性差异外，其他各部位各种碳水化合物的含量之间均无显著性差异。

北沙参根木质部中的可溶性蛋白质含量最高，达5.63%，与外皮和韧皮部之间具有极显著性差异，后两者之间差异不显著。

除谷氨酸外，韧皮部中的各种氨基酸及必需氨基酸、非必需氨基酸、总氨基酸的含量，均表现为最高，皮部与木质部中的各种氨基酸含量较低。蛋氨酸仅在韧皮部中测得，皮部与木质部中未检测出。

（三）北沙参有效成分的提取工艺研究

1. 香豆素的提取研究

有学者对北沙参的提取条件进行了优化，并比较了不同提取方式、不同提取溶剂、不同提取时间的提取效果，最终选择提取成分较多，提取率较高的提取条件75%甲醇超声提取30分钟，为北沙参香豆素类化学成分较理想的提取方法。

董奇等[20]采用静息细胞转化法，优化极地真菌S-3-66-E1转化北沙参中总香豆素的条件。考察了生物转化条件（菌体密度、底物浓度、温度、pH值、摇床转速、金属离子等）对转化体系的影响，并通过正交实验优化工艺参数，利用HPLC检测总香豆素的转化情况。确定摇瓶转化的最优条件：培养温度15℃，摇床转速240r/min，菌体密度60g/L，底物浓度0.1g/L，pH值5.9，转化时间24小时，在此条件下总香豆素的转化量趋近完全，证实采用静息细胞法转化北沙参中总香豆素的工艺稳定可行。

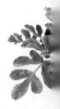

2. 多糖的提取研究

解盈盈[21]等确定北沙参免疫活性多糖的最佳制备方法，采用4种方法制备北沙参多糖样品，并进行体外小鼠脾淋巴细胞增殖实验，对各样品进行免疫活性比较。以提取率及体外小鼠脾淋巴细胞增殖率为指标，分析95%乙醇回流除去小分子、除蛋白及不同浓度醇沉等步骤的必要性，确定北沙参免疫活性多糖最佳制备方法。通过提取率及体外小鼠脾淋巴细胞增殖率比较，经沸水提取、浓缩和干燥后获得的北沙参免疫活性多糖样品提取率最高，达33.15%；且该样品对小鼠脾淋巴细胞的增殖作用最强，在62.5μg/ml浓度下增殖率达到33.93%。结果显示，北沙参免疫活性多糖的最佳制备方法为沸水提取、浓缩并干燥即可，无需进行95%乙醇回流除去小分子、除蛋白及不同浓度醇沉等步骤。

周红英[22]以北沙参多糖的得率为指标，通过单因素和正交设计对微波提取工艺进行了优选；以清除DPPH自由基、羟基自由基、超氧阴离子自由基的能力为指标，研究了北沙参多糖的体外抗氧化活性。结果表明，微波辅助水浸提北沙参多糖的最佳工艺条件为：浸泡30分钟，微波功率800W，微波辐射时间100秒，固液比1∶30（g/ml），粉碎粒度100目，提取3次。在此工艺条件下，粗多糖得率39.3%，提取物中多糖含量65.4%，且北沙参多糖对3种自由基均具有明显的清除能力。

用水提醇沉法提取北沙参粗多糖，通过单因素实验，以多糖提取率作为指标分别考察了浸提次数、浸提温度、浸提时间、最佳料水比对提取效率的影响[23]。选取浸提次数（A）、浸提温度（B）、浸提时间（C）、料水比（D）4个因素设计正交试验，结果表明：影响多糖提取率的主次因素分别为C>B>A>D，最佳提取工艺为浸提次数为3次、浸提温度为90℃、浸提时间为4小时、最佳料水比为1∶30，在此提取条件下，北沙参粗多糖提取率为15.59%。

3. 挥发油的提取研究

吴玉梅等[24]采用水蒸气蒸馏法（SD）和超临界CO_2萃取法（$SFE-CO_2$）提取北沙参挥发油，运用气相色谱-质谱联用（GC-MS）方法对挥发油进行分析，用面积

归一法分别计算各成分的相对含量。实验结果表明从水蒸气蒸馏法提取物鉴定了3种

成分，从SFE-CO$_2$提取物中鉴定了5种成分。两种方法所提取的挥发油在外观、化学

成分及含量等方面均存在一定差异。用SFE-CO$_2$法提取的挥发油得率高、提取时间

短，是北沙参挥发油提取的理想方法。

4. 总黄酮的提取研究

以北沙参为原料，研究北沙参总黄酮的提取工艺及其抗氧化活性[25]。研究结果

表明，北沙参总黄酮提取最佳工艺条件为超声波提取时间为38.9分钟，超声波功率为

354.4W，乙醇体积分数为74.8%，液料比值为21.7（ml/g）。北沙参总黄酮具有较好的

还原能力，高于对照组VC，而且对DPPH有较强清除能力，随着北沙参总黄酮浓度

的增加，其清除能力逐渐增强。

采用超声波提取优选北沙参茎叶中黄酮类化合物的提取条件[26]，以得率为指

标，在单因素试验基础上采用正交试验优选提取条件。结果表明，提取条件为乙醇

浓度70%，温度70℃，时间40分钟，料液比为1∶30时，北沙参茎叶总黄酮得率最高，

达3.31%。所用方法为北沙参茎叶中黄酮类化合物的提取条件提供了科学依据。

二、药理作用

北沙参味甘、微苦，性微寒。归肺、胃经。属补阴药，具养阴清肺，益胃生

津的功能，用于肺热燥咳、劳嗽痰血、胃阴不足、热病津伤、咽干口渴等症。现

代药理研究表明北沙参具有抗肿瘤、抗氧化、镇痛、镇静、抗菌及免疫抑制等多

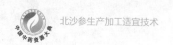

方面活性。

1. 免疫调节作用

近几年的研究主要是北沙参对免疫系统的影响。对北沙参粗多糖的研究发现，其可以促进脾中B细胞的产生。刘咏梅[27]等利用甲状腺素（150mg/kg）和利舍平（1mg/kg）制备阴虚小鼠模型，灌胃给予北沙参水提粗多糖，给药剂量分别为800、600和400mg/（kg·d），研究北沙参粗多糖对阴虚小鼠的免疫调节作用。研究结果表明，北沙参多糖（GLP）可使阴虚小鼠体重明显增加；亦能显著增加阴虚小鼠脾脏抗体生成细胞（AFC）、增强迟发型超敏反应（DTH），而对腹腔巨噬细胞吞噬百分率和吞噬指数无明显影响。因此，认为GLP具有滋阴补虚作用，可增强体液免疫和细胞免疫功能。

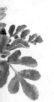

对北沙参的免疫调节作用研究表明，北沙参提取物可增加小鼠巨噬细胞的吞噬功能。李建业[28]等对BALB/c小鼠灌胃给予北沙参1、2和4g/kg，阳性对照为环磷酰胺。给药10天后，体外分离纯化巨噬细胞，测定巨噬细胞对中性粒细胞的吞噬能力。结果表明，北沙参提取物可以增加小鼠胸腺、脾质量，增强小鼠腹腔巨噬细胞吞噬中性粒细胞的能力，提高小鼠淋巴细胞的杀瘤率和自然杀伤细胞的杀伤能力。

吕方军[29]等通过制备北沙参茎叶的不同提取物进行灌胃给药，北沙参不同提取物分为4.68和2.34g/kg两种剂量，连续给药8天，制备环磷酰胺致免疫抑制小鼠模型，末次给药后比较药物对小鼠外周血白细胞吞噬指数、小鼠免疫器官胸腺、脾脏指数的影响。结果显示，北沙参水提后醇提物高剂量组小鼠胸腺指数和脾脏指数均明显增高，证明北沙参茎叶具有抑制环磷酰胺致小鼠外周血白细胞数和胸腺指数降低的作用，增强免疫低下小鼠网状内皮系统的吞噬功能。此外，吕方军[30]等制备了莱阳沙参茎叶的不同提取液，通过灌胃给予小鼠不同剂量的北沙参提取物，剂量分别为4.68和2.34g/kg，连续给15天，于第10天进行致敏，测量致敏前后小鼠足跖厚度的差值。结果表明，莱阳沙参茎叶提取物的两个剂量组均能明显增加小鼠足跖厚度，且随剂量的增加，其功能有增强趋势，表明莱阳沙参茎叶具有促进小鼠迟发型变态反应的作用。

研究北沙参（大红袍品种）茎叶提取物对小鼠半数溶血值（HC50）的影响，发现北沙参茎叶具有调节体液免疫的作用[31]。制备北沙参茎叶水提取物和醇提取物，设置给药组的不同剂量与空白对照组、西洋参胶囊组连续给药15天，第10天按体重注射sRBC。5天后取眼球血分离血清。取上清液1ml和都氏试剂3ml于试管内，同时取10%sRBC 0.25ml，加都氏试剂至4ml，于另一支试管内充分混匀，于540nm处以对照（SA液）管作空白，测定吸光度值计算HC50。结果显示，经口给予小鼠不同剂量的北沙参茎叶提取物15天，与对照组比较，水提取物4.68g/kg剂量组、醇提取物4.68g/kg剂量组、西洋参胶囊组小鼠半数溶血值明显升高（$P<0.05$）。

北沙参可提高T淋巴细胞亚群和相应的淋巴细胞数量，增强细胞免疫功能。冯蕾等[32]提取了北沙参的有效成分后，利用环磷酰胺建立小鼠免疫抑制模型。将造模成功的小鼠分别给予两种剂量北沙参治疗，连续给药6天。第7天处死小鼠后，用流式细胞仪检测小鼠外周血中$CD3^+$、$CD4^+$及$CD8^+$细胞的数量。实验结果表明，北沙参治

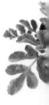

疗组小鼠外周血中T淋巴细胞亚群和T淋巴细胞的数量都有所提高，Th/Ts比值明显升高，提示北沙参具有增强细胞免疫的作用。

北沙参多糖不仅具有抑制体液免疫的功能，而且对细胞免疫功能和T、B细胞的增生均有抑制作用[33]。北沙参多糖能提高小鼠植皮的存活率，有可能成为抗器官移植排斥反应的药物。北沙参水溶性多糖具有增强非特异性免疫和细胞免疫的作用，能够调节机体的平衡，达到补虚扶正之功效。

2. 肺保护作用

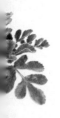

（1）对肺纤维化的治疗　姚岚等[34]对Wistar大鼠采用一次性注入平阳霉素（博来霉素）注射液5mg/kg制备大鼠肺纤维化模型，对造模成功大鼠分别给予北沙参1.5g/kg和3.0g/kg灌胃给药，4周后，检测大鼠血中羟脯氨酸、纤连蛋白及层连蛋白含量。结果显示，北沙参可降低肺纤维化大鼠血清中纤连蛋白和层连蛋白含量，对肺纤维化有治疗作用。他们还观察了北沙参对肺纤维化大鼠肺组织病理学改变的影响，以及不同时间点的肺质量系数、肺泡炎性程度及肺纤维化程度的改变，同样证实了北沙参对肺纤维化的治疗作用。

（2）对肺炎的治疗　有研究表明，沙参、麦冬等配伍的中药复方沙参麦冬汤是临床上治疗放射性肺炎的最有效方法之一。周燕萍[35]建立了放射性肺炎大鼠模型，造模第2天开始给予沙参麦冬汤5.15ml/kg灌胃，每日1次，持续6周，在第2、4和6周检测大鼠肺组织超氧化物歧化酶（SOD）活性和丙二醛（MDA）含量，结果显示，沙参麦冬汤治疗组大鼠肺组织中SOD活性均高于模型组，MDA含量低于模型组，提示沙参麦冬汤能增强肺组织的抗氧化能力且预防优于治疗。

韩彦华[36]在3周岁以上儿童肺炎恢复期给予沙参麦冬汤口服，每天1剂，疗程7～14天。结果证实，加用沙参麦冬汤治疗组患儿的总有效率较常规抗生素治疗有所提高。

3. 保肝作用

金香男[37]等建立CCl_4致急性肝损伤的大鼠模型，灌胃给予北沙参乙醇提取物EEAR，7天后分别检测肝匀浆SOD、过氧化氢酶（CAT）和MDA活性。结果表明，给予EEAR组大鼠肝匀浆中SOD和CAT活性显著增加，MDA含量降低，提示EEAR对CCl_4所致的大鼠急性肝损伤具有一定的保护作用。

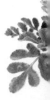

白瑜[38]等在观察何首乌、北沙参、紫丹参3味中药对衰老大鼠肝细胞影响的电镜结果中发现，北沙参可以补充衰老细胞的染色质DNA，延缓细胞凋亡；还可明显升高大鼠血清中IL-2水平，并且使肝细胞体积恢复正常，线粒体和粗面内质网的数量、形态均恢复正常，提示其通过保护肝细胞从而达到延缓衰老的目的。

李建刚[39]等通过微波技术和水提醇沉法提取北沙参多糖，并研究发现，北沙参多糖可直接清除羟基自由基和超氧阴离子自由基，提示北沙参多糖可以保护细胞不受自由基的破坏，有抗衰老作用。

4. 抗肿瘤作用

刘西岭[40]等采用MTT法观察北沙参水提法乙醇处理后不同提取物对肺癌细胞株A549、胃癌细胞株SGC和肝癌细胞株HEP的体外药理作用。研究表明，北沙参水提后醇溶物、水提后醇沉物和水提后滤渣醇溶物的不同浓度在体外对肝癌细胞株（HEP）均具有一定的抑制作用，北沙参水提后醇溶物和水提后醇沉物各浓度间无显著差异，水提后滤渣醇溶物在300μg/ml时抑制率显著高于其他浓度；对肺癌细胞株（A549），绝大部分浓度具有一定的抑制作用，水提后醇溶物浓度为37.5μg/ml时，抑制率显著高于其他浓度，水提后醇沉物各浓度间无显著差异，水提后滤渣醇溶物浓度为75μg/ml和18.750μg/ml时，抑制率显著高于其他浓度；而对胃癌细胞株（SGC），只有水提后滤渣醇溶物在300μg/ml时具有抑制作用，且抑制率仅为6.34%。结果发现，北沙参3种提取物对肺癌细胞株A549和肝癌细胞株HEP在体外均有一定的抑制作用，但对胃癌细胞株SGC没有抑制作用。

北沙参中香豆素类的主要化合物欧前胡素和异欧前胡素有较高的生物学活性，研究表明，两者有镇痛、抗炎、抗肿瘤及舒张血管等药理活性。其中异欧前胡素在体外抗肿瘤实验中，对人中枢神经系统肿瘤细胞株XF498、人卵巢癌细胞SK-OV-3和人肺癌细胞株A549等都有明显的抑制作用。

董芳等[41]从北沙参中提取的佛手柑内酯对肝癌母细胞株具有明显的抑制作用，且抑制作用随佛手柑内酯质量浓度降低而减弱；而仅100mg/L佛手柑内酯对人胃癌细胞株有明显的抑制作用，其他质量浓度的佛手柑内酯均没有抑制作用，显示不同肿瘤细胞对佛手柑内酯的敏感度不同。

此外，北沙参具有滋阴生津、益气之功，对血枯阴亏、阴虚燥咳等肿瘤患者配合放化疗疗效显著。

5. 抗氧化

北沙参作为一种传统中药，目前也常应用在抗衰老和癌症化疗后恢复体质的中药方剂中。研究表明，通过冷浸提取法、索氏提取法和回流提取法三种方法对北沙参进行提取所获得的提取物，均具有一定的抗氧化作用，其中包括对超氧阴离子自由基的清除作用、对羟自由基的清除作用、对小鼠肝匀浆脂质过氧化的抑制作用和对H_2O_2诱导的小鼠红细胞氧化溶血的抑制作用，而且从实验所设的三个浓度分析，浓度越大，清除率及抑制率越高，综合分析三种提取物的抗氧化作用，以冷浸提取法所获得的提取物作用最高，其次是索氏提取法的提取物，再次是回流提取法的提取物。

北沙参水提取物对红细胞溶血有很强的抑制作用。正丁醇提取物对脂质过氧化作用有很强的抑制作用。实验证明[42]，北沙参的水提取物和有机提取物都有很强的抗氧化作用。在天然药物中既能抑制TXA_2又能促进PGI_2合成的药物是很少的。本实验发现北沙参的水提醇沉制剂在各种剂量下均可抑制TXB_2（TXA_2的稳定代谢产物），又可促进6-酮-PGF1α（PGI_2的稳定代谢产物）的合成。

6. 镇痛和镇静

徐诺[43]通过研究产于日本的北沙参的镇痛和镇静作用，结果表明北沙参的甲醇提取物经口服给药，能够延长戊巴比妥诱导的睡眠时间，醇提取物的乙酸乙酯萃取部分对小鼠有镇静作用。进一步研究表明，其中的聚炔类成分以及香豆素类化合物东莨菪素、欧前胡素、异欧前胡素、花椒毒素、补骨脂素和佛手柑内酯具有显著

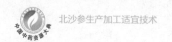

镇痛作用。

7. 其他作用

有研究发现，北沙参的水浸液在低浓度时能加强离体蟾蜍心肌收缩力，随着浓度增高则出现心肌抑制。对麻醉兔静脉注射，可引起血压上升、呼吸加强，切断迷走神经，此作用依然存在。北沙参的水及醇浸出液对阳性致变物2-氨基芴、2,7-二氨基芴、叠氮钠引起的TA_{98}与TA_{100}回复突变有很明显的抑制作用，且有剂量-反应关系[44]。

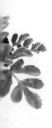

北沙参中主要有效成分为欧前胡素，具有扩张血管，抗菌，抗凝血，抗癌，抑制血栓聚集等多种功效。其中，血管舒张作用的机制可能是欧前胡素使血管平滑肌细胞活性钙钾离子通道开放，钙离子内流所致，实验同时发现经欧前胡素孵育后5-HT引起的收缩反应量效曲线平行右移，表明欧前胡素舒张血管机制还可能竞争性拮抗5-HT受体，从而引起血管舒张。北沙参对浓氨水致咳小鼠具有明显的镇咳作用，小鼠呼吸道酚红祛痰实验表明，北沙参也有明显的祛痰作用[45]。

北沙参的50%甲醇提取物对酪氨酸酶的活性有抑制作用。日本产的北沙参抑制活性较强（ID_{50}=1.2mg/ml）。酪氨酸酶在黑色素的生物合成过程中起着重要作用。该药理活性支持了中医用北沙参治疗黑斑病及雀斑过多症的临床实践。

从英国哥伦比亚的北沙参*Glehnia littoralis*中发现的两种炔醇成分（9Z）1,9-heptadecadiene-4,6-diyne-3,8,11-triol和（10E）1, 10-heptadecadiene-4,6-diyne-3,8,9-triol具有抗细菌和抗真菌的作用[7]。

三、应用

北沙参属养阴药，味甘微苦，微寒，入肝、胃经。有养阴清肺、益胃生津之功效。北沙参不宜与藜芦同用。临床上主要用于治疗肺热燥咳，热病伤津口渴、劳嗽痰血等病症。近年，以北沙参为主要原料制成的润肺膏用于治疗肺阴虚引起的疾病效果明显，以北沙参为原料制成的莱阳梨止咳糖浆用于治疗感冒引起的咳嗽多痰，效果很好。临床应用：

（1）可与麦冬、玉竹、贝母、杏仁等配伍，治疗肺燥阴虚，干咳痰少，咽干鼻燥者，以润肺止咳。

（2）临床多与生地、石斛、麦冬等配伍，常用于热病后期胃阳不足之口渴舌干、食欲不振等症，以清热养胃生津。

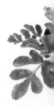

（3）若胃阴不足，脘部灼痛，嘈杂似饥者，则可与麦冬、白芍、甘草等同用，以养阴生津止痛。

（4）胃阴虚兼见肝肾阴虚，肝气不舒，症见胁痛脘胀，吞酸吐苦，咽干口燥，舌红少津者，可与麦冬、生地、枸杞子等同用。

此外，通过查阅最近的文献报道，北沙参配伍应用远远超出肺系、阴虚诊治的范围，已广泛用于头痛、冠心病、心肌病、心律失常、心力衰竭、缺血性中风等心脑血管疾病的治疗。如张伯臾老中医将北沙参与生地、贝母、羚羊粉等同用，主治肾水亏于下，肝阳亢于上的顽固性头痛，取得较好疗效。《石宝秘录》记载的治疗头

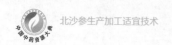

痛处方，将北沙参与川芎、蔓荆子、细辛等同用，有学者认为该配伍刚柔相济，标本兼施，直达颠顶，滋润脑络，祛风止痛，治疗虚风内扰上逆之头痛效果显著。

北沙参与贝母、麻黄、杏仁、川芎等组成的肺心饮，用于慢性肺心病的治疗取得一定疗效。北沙参与半夏、枳实、茯苓、川芎等同用，组成心胃同治法治疗冠心病，效果稳定持久，进一步探索了内经"胃络通心"的实践依据。北沙参与黄芪、麦冬、丹参等配伍，配合静脉点滴，治疗病毒性心肌炎，显示很好的协同作用，可提高临床治疗的有效率。

陈鼎祺将北沙参与附子、桂枝、当归等同用，治疗缓慢性心律失常。采用中西医结合疗法治疗慢性心功能不全，对于心气阴两虚证，北沙参配伍黄芪、生脉饮，有利于及时控制心衰的发展。北沙参与黄芪、水蛭、三七等同用，益气活血，用于治疗中风病[46]。

北沙参作为治疗咳嗽的常用药，北沙参干品的常用量一般为4.5～9g。随着中药栽培和贮存技术的不断提高，有部分医院已经开始引进北沙参鲜药材用于临床热病的治疗。鲜品相比传统饮片在滋阴润燥方面更具优势，北沙参的鲜用使其滋阴效果大大提高。

北沙参还是人们日常生活中的保健品，北沙参50g、百合30g、鸭肉200g加葱姜盐等调料共煮，吃肉喝汤，可作为阴虚火旺所致的咳嗽、咯痰不爽患者的平常食疗之品。民间年老体弱者常用沙参泡酒、冲水和炖鸡，以滋补元气；亦有用其根条沉淀生水之中的杂质。

参考文献

［1］林喆，赵亚，原忠. 北沙参的化学成分及药理作用研究进展［J］. 中国中医药信息杂志，2007，14（7）：91–93.

［2］刘伟，李中燕，田艳，等. 北沙参的化学成分及药理作用研究进展［J］. 国际药学研究杂志，2013，40（3）：291–294.

［3］赵志勇，杨姣，蔡迪鸣. 北沙参的有效成分分析［J］. 决策与信息，2014（18）：124.

［4］Sasaki H, Taguchi H, Yosioka I. Theconstituents of *Glehnia littoralis* Fr. Schmidt ex Miq Structure of a newcoumarin glycoside，osthenol–7–*O*–*β*–gentiobioside[J]. Chemical & Pharmaceutical Bulletin，1980，28 (6): 1847–1852.

［5］Kitajima J, Okamura C, Ishikawa T, et al. Coumarin Glycosides of Glehnia littoralis Root and Rhizoma[J]. Cheminform, 1998, 46 (9): 1404–1407.

［6］Kitajima J, Okamura C, Ishikawa T, et al. New Glycosides and Furocoumarin from the Glehnia littoralis Root and Rhizoma[J]. Chemical & Pharmaceutical Bulletin, 2008, 46 (12): 1939–1940.

［7］Matsuura H, Saxena G, Farmer S W, et al. Antibacterial and antifungal polyinecompounds from Glehnia littoralis ssp. leiocarpa [J]. Planta Medica, 1996, 62 (3): 256–259.

［8］Okuyama E, Hasegawa T, Matsushita T, et al. Analgesiccomponents of glehnia root (*Glehnia littoralis*) [J]. Natural Medicines, 1998, 52 (6): 491–501.

［9］原忠，赵梦飞，陈发奎，等. 北沙参化学成分的研究［J］. 中草药，2002，33（12）：1063–1065.

［10］Yuan Z, Tezuka Y, Fan W, et al. Constituents of the underground parts of *Glehnia littoralis*[J]. Chemical & Pharmaceutical Bulletin, 2002, 50 (1): 73–77.

［11］Yuan Z, Kadota S, L i X. Biphenyl Ferulate from *Glehnia littoralis* [J]. Chinese Chemical Letter, 2002, 13 (9): 865–866.

［12］Kitajima J, Okamura C, Ishikawa T, et al. Monoterpenoid Glycosides of Glehnia littoralis Root and Rhizoma[J]. Chemical & Pharmaceutical Bulletin, 1998, 46 (10): 1595–1598.

［13］原忠，周碧野，张志诚，等. 北沙参的苷类成分［J］. 沈阳药科大学学报，2002，19（3）：183–185.

［14］廖华军，彭国平. 北沙参挥发油化学成分GC–MS分析［J］. 辽宁中医药大学学报，2010，（7）：104–105.

［15］黄丽丽，李敏，郭鲁波. 北沙参部分化学成份含量测定［J］. 中国误诊学杂志，2003，3（9）：1363–1364.

［16］方新德，孙忠鸣，应文斌，等. 北沙参多糖成分的研究［J］. 中成药，1987，（8）：25.

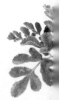

［17］许德成，刘万卉．北沙参中的微量元素分析［J］．药物分析杂志，1995（A01）：199-200．

［18］许益民，王永珍，吴丽文，等．南、北沙参磷脂成分的分析［J］．中国药学杂志，1990，25（6）：330-332．

［19］张永清．北沙参根中化学成分分布规律探讨［J］．山东中医药大学学报，2002，26（3）：221-224．

［20］董奇，薛佳兴，卢忠华，等．静息细胞转化北沙参中总香豆素的研究［J］．中国海洋药物，2016（2）：41-50．

［21］解盈盈，崔宁，郭威，等．北沙参免疫活性多糖制备方法研究［J］．山东科学，2015，28（6）：1-5．

［22］周红英，吕莎．微波辅助提取北沙参多糖工艺及抗氧化活性研究［J］．食品研究与开发，2016，37（12）：62-65．

［23］申玉香，刘红霞，李洪山，等．北沙参粗多糖水提工艺优化研究［J］．食品安全导刊，2016（3）：123-125．

［24］吴玉梅，冯蕾．不同方法提取北沙参挥发油的GC-MS分析［J］．内蒙古中医药，2015（7）：118-118．

［25］周淑敏，吕桂凤．优化北沙参总黄酮的提取及其抗氧化活性研究［J］．食品工业，2014（12）：78-81．

［26］杨同章，叶国华，许一平，等．北沙参茎叶黄酮类化合物提取优选条件研究［J］．中药新药与临床药理，2014，25（1）：85-88．

［27］刘咏梅，刘波，王金凤，等．北沙参粗多糖的提取及对阴虚小鼠的免疫调节作用［J］．中国生化药物杂志，2005，26（4）：224-225．

［28］李建业，刘运周，张薇，等．北沙参对小鼠免疫功能的影响研究［J］．中国实验诊断学，2012（9）：1599-1601．

［29］吕方军，叶国华，许一平，等．北沙参茎叶提取液对免疫抑制小鼠免疫功能的影响［J］．时珍国医国药，2012，23（4）：936-937．

［30］吕方军，许一平，叶国华，等．莱阳沙参茎叶提取物对小鼠迟发型变态反应的影响［J］．时珍国医国药，2012，23（5）：1115-1116．

［31］王志江，隋在云，叶国华，等．北沙参茎叶提取物对小鼠半数溶血值（HC50）的影响［J］．国际中西医结合杂志，2013，1（1）：7-10．

［32］冯蕾，杨宪勇，冀海伟，等．北沙参超临界二氧化碳萃取物对免疫抑制小鼠免疫功能的影响及成分分析［J］．中国医院药学杂志，2010，30（20）：1740-1742．

［33］方新德，尤敏，应文斌，等．北沙参多糖的免疫抑制活性［J］．药学学报，1986，21（12）：931．

［34］姚岚，盛丽，王莉，等．沙参对肺纤维化大鼠FN、LN的影响［J］．中国工业医学杂志，2007，20（2）：118-119．

［35］周燕萍．沙参麦冬汤对大鼠放射性肺炎的防治作用及机制研究［D］．武汉：湖北中医药大学，2011．

［36］韩彦华．沙参麦冬汤在小儿肺炎恢复期中的应用［J］．临床合理用药杂志，2009，2（24）：49．

［37］金香男，郑明昱．北沙参乙醇提取物对四氯化碳诱导急性肝损伤的保护作用［J］．长春中医药大学学报，2010，26（6）：828-829.

［38］白瑜，周忠友，张玉玲，等．中药对衰老大鼠免疫功能的影响及肝细胞的电镜观察［J］．新中医，2007，39（11）：104-106.

［39］李建刚，李庆典．沙参多糖对自由基的清除作用［J］．中国酿造，2011，30（3）：66-68.

［40］刘西岭，辛华，谭玲玲．北沙参水提法不同提取物体外抗肿瘤的研究［J］．安徽农业科学，2009，37（20）：9481-9482.

［41］董芳，刘汉柱，孙阳，等．北沙参中佛手柑内酯的分离鉴定及体外抗肿瘤活性的初步测定［J］．植物资源与环境学报，2010，19（1）：95-96.

［42］Ng TB, Liu F, Wang Hx. The antioxidant effects of aqueous and organic extracts of Panax quinquefolium, Panax notoginseng, Codonopsis pilosula, Pseudostellaria heterophlla and Glehnia littoralis[J]. J Ethnopharmacol, 2004, 93 (2): 285-288.

［43］徐诺．日本鸟取县产以珊瑚菜为基原的北沙参的炮制法和化学质量评价［J］．国际中医中药杂志，1999，21（1）：56.

［44］王中民，张永祥，史美育，等．北沙参抗突变实验研究［J］．上海中医药杂志，1993，（5）：47-48.

［45］屠鹏飞，张红彬，徐国钧，等．中药沙参类研究——5. 镇咳祛痰药理作用比较［J］．中国药科大学学报，1995（1）：22-23.

［46］唐仕次．基于药用植物亲缘学的北沙参"辛味"探索研究–兼论象思维的中药药性的科学内涵［D］．北京：中国中医科学院中国中医研究院，2011.

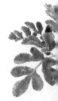